LA
RÉTINITE PIGMENTAIRE
SYPHILITIQUE ACQUISE

— ÉTUDE COMPLÈTE —

PAR

Le Dr Jules MILLET

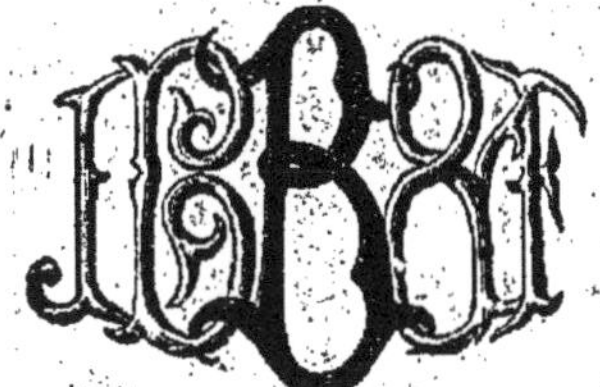

PARIS

LIBRAIRIE J.-B. BAILLIÈRE ET FILS
Rue Hautefeuille, 19, près du Boulevard Saint-Germain

1899

LA

RÉTINITE PIGMENTAIRE

SYPHILITIQUE ACQUISE

— ÉTUDE COMPLÈTE —

Lyon — Imprimerie A. REY, 4, rue Gentil, — .0909

LA RÉTINITE PIGMENTAIRE

SYPHILITIQUE ACQUISE

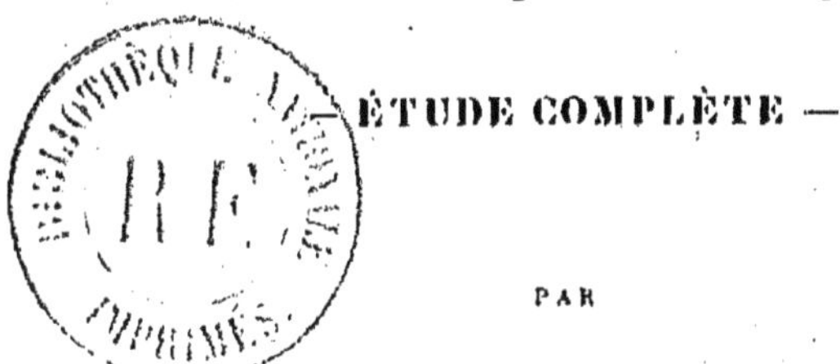

— ÉTUDE COMPLÈTE —

PAR

Le Dr Jules MILLET

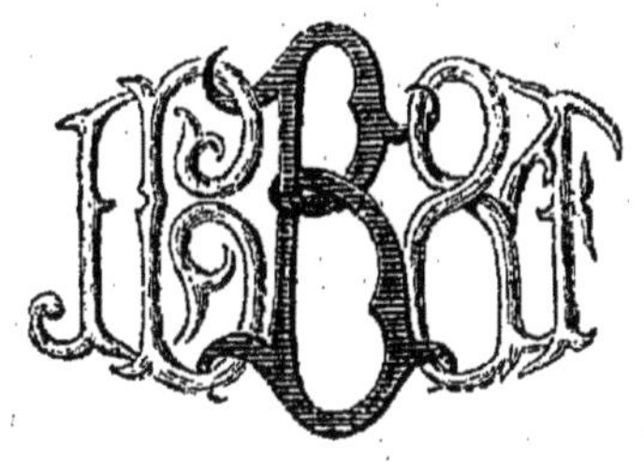

PARIS
LIBRAIRIE J.-B. BAILLIÈRE ET FILS
Rue Hautefeuille, 19, près du Boulevard Saint-Germain

1899

Arrivé au terme de nos études, il est de notre devoir d'adresser nos remerciements les plus sincères aux maîtres, qui nous aidèrent à les mener à bonne fin et à vaincre les difficultés que nous pûmes rencontrer sur notre route, durant le temps de notre scolarité.

A MM. les professeurs Ollier, Laroyenne et Teissier, nous sommes redevable d'une foule de bons et savants conseils qu'ils nous prodiguèrent en maintes occasions différentes. Nous leur exprimons publiquement ici toute notre reconnaissance.

M. le professeur Teissier nous fait encore l'honneur de présider aujourd'hui notre thèse. Nous le remercions une fois de plus de sa bienveillante attention pour nous.

Nous ne saurions aussi oublier les marques d'estime et de sympathie dont nous a honoré M. le professeur agrégé Lannois durant les nombreux mois que nous avons passés dans son service.

M. Garel, médecin des hôpitaux, nous a toujours fait à sa consultation le plus bienveillant accueil ; nous lui manifestons ici toute notre gratitude.

Nous ne comptons plus les témoignages d'amitié de

M. le professeur agrégé Rollet à notre égard. Grâce à lui, nous avons pu acquérir en ophtalmologie quelques bonnes et solides notions. Espérons que ce travail qu'il a bien voulu nous confier sera aux yeux des critiques plus qu'une simple ébauche et que l'élève ne se sera point révélé trop indigne du maître.

De M. le Dr Rondet, dont nous fûmes l'interne pendant près d'un semestre à l'hospice départemental d'Albigny, nous aimerons à nous rappeler les savantes causeries au lit du malade, les analyses fines et raisonnées du parfait clinicien.

Nous n'aurions garde aussi d'oublier toutes les marques d'estime et d'intérêt que M. le Dr Mollard, n'a cessé de nous prodiguer durant notre séjour à Albigny.

Tous nos remerciements en terminant à M. Verni, pour son heureuse collaboration dans la reproduction de nos dessins.

INTRODUCTION

L'œil est assurément de toutes les parties de l'organisme celle qui, après la peau, après les muqueuses, paye à la syphilis son plus large tribut. Ce privilège, à quoi le doit-il? Est-ce à sa dépense de travail physiologique, exagérée surtout chez ceux qui sont atteints d'un vice de réfraction, et qui fait ainsi de l'œil un *locus minoris resistentiæ?* Est-ce à l'abondance de ses vaisseaux, à la richesse de sa circulation qui permet aux microbes de mieux pénétrer à travers les mailles des divers tissus? Est-ce à ces deux causes réunies tout à la fois? Autant de questions auxquelles l'état actuel de nos connaissances ne nous permet pas de répondre. L'observation nous apprend que les lésions oculaires d'origine syphilitique font légion ; chaque jour le domaine de la syphilis s'accroit d'une nouvelle affection inconnue jusqu'alors ou imputée à tort à une autre cause, mais, de tous ces faits, la science se refuse à nous donner le pourquoi.

Il n'en est pas moins utile de connaître les diverses manifestations oculaires de la syphilis, et cela à plusieurs points de vue : tout d'abord dans le but de sauvegarder la vitalité fréquemment compromise de l'organe atteint.

Savoir que telle ou telle affection dont souffre l'œil est d'essence syphilitique peut être d'une importance capitale, c'est déjà connaître sa thérapeutique et, connaître sa thérapeutique, c'est être en mesure de la guérir.

De plus, dans certains cas pathologiques où le doute se fait dans l'esprit du clinicien, l'examen de l'œil est souvent d'un précieux secours et la découverte de telle ou telle lésion permet de dépister la vraie cause du mal, de la combattre en son temps et par là même de l'enrayer. Or traiter une syphilis en son temps, n'est-ce pas soustraire celui qui en est porteur à des accidents généraux présents et futurs, d'une gravité extrême, ou tout au moins les atténuer.

N'est-ce pas surtout mettre le patient à l'abri de cruels déboires pour plus tard, le jour où il engendrera? En effet, ne commence-t-il à procréer qu'après s'être soumis pendant deux ans au moins à un traitement des plus rigoureux, commencé à la genèse du mal, il a beaucoup de chance pour donner naissance à un enfant sain, indemne de toute tare. Mais si la syphilis est restée méconnue ou, si le traitement commencé trop tard n'a pas été rigoureusement suivi, alors il aura à compter avec toutes les lésions de l'hérédo-syphilis pour ses enfants et ses petits-enfants.

Ces lésions dites paro-hérédo-syphilitiques, pour ne pas être symptomatiques de la vérole dans le vrai sens du mot, sont *le plus souvent* causées par elle. C'est qu'entre la mère qui engendre et l'enfant produit de la conception, il existe une barrière infranchissable, même pour les infiniment petits, un filtre, le placenta fœtal[1]. A travers son

[1] Charrin, *Leçons de pathogénie appliquée*, p. 295.

crible d'une finesse extrême, le placenta ne permet point aux microbes de passer, mais il laisse filtrer le produit de leur sécrétion ou toxine. Ainsi l'action propre du microbe, sa marque spéciale sur l'organisme disparaît ; il cessera chez les descendants d'agir par lui-même, il n'agira plus que par ses déchets sans caractères spéciaux. Or, que ces déchets, ces toxines proviennent de tel ou tel microbe, du microbe de la syphilis que nous ne connaissons point, ou du bacille de Koch, ou du microbe de la lèpre ou de bien d'autres, ils n'en constituent pas moins un poison d'un degré de virulence différent suivant leur origine et dont les effets seront aussi désastreux pour l'organisme que les poisons fournis par les végétaux supérieurs : alcools, tabac, etc. Donc la syphilis, au même titre, mais *plus fréquemment* que l'alcoolisme, que la tuberculose, que la lèpre, crée chez les descendants des tares indélébiles ; ce sont ces tares, sur lesquelles en général le traitement a peu de prise, que Barthélemy a longuement exposées dans un mémoire lu au dernier Congrès de médecine de Moscou[1] et dont Edmont Fournier a fait le sujet de sa thèse de doctorat[2]. Leur étude ne vise que les lésions physiques des grands systèmes de l'organisme. D'autres, sans doute, décriront un jour la triste influence de l'hérédo-syphilis au point de vue intellectuel et moral et ainsi nous feront entrevoir les suites lointaines de la vérole sous un côté encore inconnu de nous. Pour ce qui concerne les lésions hérédo-syphilitiques de l'œil, deux surtout méritent d'être citées, parce

[1] Barthélemy, *Essai sur les stigmates de para-hérédo-syphilis de 2e génération* (Congrès de Moscou, 1897).

[2] Edmond Fournier, *Stigmates dystrophiques de l'hérédo-syphilis*, Paris, 1898.

qu'elles sont du domaine classique : l'une qui se localise sur les membranes ou plutôt sur l'une des membranes extérieures de l'œil, la kératite parenchymateuse ; l'autre qui atteint le fond de l'œil : la rétinite pigmentaire à forme étoilée. A côté de ces affections oculaires, dont l'origine, *le plus souvent* spécifique, ne fait aucun doute, il en est d'autres qui, pour ne point se manifester par des troubles fonctionnels très avancés, ont été trop souvent considérées comme des états physiologiques. Ce sont ces manifestations tout à fait rudimentaires qu'Antonelli [1] s'est efforcé de grouper, et dont il a, d'une façon un peu trop exclusive peut-être, attribué la cause à la seule hérédo-syphilis.

En résumé, la connaissance exacte des lésions spécifiques de l'œil est d'ordre tout à fait supérieur, puisqu'elle permet au patient, grâce à un traitement entrepris en temps opportun et rationnellement conduit :

Et de sauvegarder l'organe atteint;

Et d'épargner pour la suite à son organisme l'apparition de plus graves désordres ;

Et de pouvoir donner naissance plus tard à des êtres exempts de toute tare physique, intellectuelle et morale.

Ces lésions que crée la syphilis sont empreintes de certaines marques qui permettent au premier abord à un œil exercé de la dépister ; ces marques de valeur différente sont au nombre de trois :

Il y a d'abord la **plasticité**. L'expérience nous a appris

[1] Antonelli, *les Stigmates ophtalmoscopiques rudimentaires de la syphilis héréditaire*, Paris, 1897.

que les affections oculaires offrant un certain caractère de plasticité étaient en majeure partie d'origine spécifique. Galezowski va même plus loin et fait de la plasticité un synonyme de spécificité[1]. Pour cet auteur, tout iritis présentant des adhérences de l'iris avec la cristalloïde antérieure, tout exsudat de la choroïde établissant entre cette membrane et la rétine de nombreuses soudures serait déterminé par la syphilis. Quoique vraie en partie, cette opinion est peut-être trop absolue; en tout cas, certains auteurs, au nombre desquels Panas, tout en concédant à la syphilis une large part dans la formation des adhérences plastiques entre les diverses membranes de l'œil, reconnaissent aussi à d'autres facteurs, la goutte, le rhumatisme, le pouvoir de produire les mêmes lésions. De plus, la plasticité est un symptôme que l'on ne rencontre nulle part dans les lésions syphilitiques de la peau et des muqueuses, et s'il est vrai qu'on le trouve au niveau de certaines séreuses, les synoviales du coude, du genou par exemple, la délimitation n'existe point nette et précise entre les arthrites d'origine syphilitique et celles d'origine blennorragique.

Une marque de nature plus franchement syphilitique serait la prédilection qu'offre la lésion **pour certaines régions**. C'est là un fait aujourd'hui reconnu et c'est un fait non moins certain que le choix de la région se trouve être sous la dominance soit du système circulatoire, soit du système nerveux[2]. Ce choix de la syphilis pour les

[1] Galezowski, Du décollement dans la rétinite syphilitique et de son traitement (*Ann. de dermatologie*, 1893, p. 754).

[2] Fournier, *Traité de la syphilis*, Paris, 1898, p. 275.

régions fortement vascularisées expliquerait la localisation des accidents oculaires au niveau du cercle ciliaire. En effet, l'expérience ophtalmoscopique a appris à Galezovoski que toute formation d'exsudats au niveau du cercle ciliaire était d'origine syphilitique[1], que ce symptôme pouvait se rencontrer lié à nombre d'autres affections oculaires, iritis, kératite parenchymateuse, névrite, atrophie optique, etc., et que sa présence était même une confirmation de leur nature spécifique.

Un troisième et dernier signe, peut-être le plus probant, permet de poser presque sûrement le diagnostic de la syphilis ; il a trait à la **forme circinée** des lésions et à leur mode de groupement. L'aspect cerclé, circiné, est en effet la caractéristique des manifestations de la syphilis à ses diverses périodes. Qu'il s'agisse de diagnostiquer un chancre induré à forme érosive d'une plaque d'herpès, qu'il s'agisse de faire le diagnostic d'une syphilide à forme érythémateuse, papuleuse ou ulcéreuse ; que ce soit un accident tertiaire à mettre en évidence, la forme arrondie de l'éruption sera d'un puissant secours pour le clinicien. Cette tendance à la forme cerclée, arrondie, peut se manifester soit dans l'élément éruptif lui-même, soit dans le mode de groupement des divers éléments.

A la forme de l'élément répond déjà la chorio-rétinite à forme disséminée de Masselon ; à la forme du groupement la chorio-rétinite à forme atrophique du même auteur. Mais nulle part nous n'aurons trouvé cette forme dessinée avec autant de netteté et de précision que dans

[1] Galezowski, De la localisation de la syphilis dans le cercle ciliaire (*Ann. de dermatologie*, 1893, p. 200).

les rétinites pigmentaires acquises d'origine syphilitique. Ici ce n'est pas seulement la forme circinée, cerclée, ordinaire forme que l'on rencontre très souvent, il est vrai, dans la syphilis mais que l'on peut rencontrer aussi dans d'autres affections cutanées; c'est la forme en demi-cercle, en arcs de cercle que l'on rencontre au nombre des lésions spécifiques et que l'on ne rencontre que là.

En dehors de la configuration du pigment, le mode de groupement de ses divers éléments tient un peu, lui aussi, de la spécificité. Les dispositions en bouquet, en gerbe, en grappe, que l'on rencontre dans les syphilides tardives, se retrouvent également dans les affections pigmentaires acquises de la syphilis.

Et c'est cette morphologie toute spéciale à la vérole qui nous permettra d'établir un diagnostic entre la *rétinite pigmentaire acquise d'origine syphilitique* que nous nous proposons de décrire dans ce travail et la *rétinite pigmentaire acquise due à une autre cause*.

La rétinite pigmentaire acquise n'est point en effet une affection d'origine purement syphilitique comme certains ont voulu le prétendre; sans doute la syphilis en est très souvent la cause, mais ce n'est point un fait constant; de même que la rétinite pigmentaire congénitale est le plus souvent due à une hérédité syphilitique, mais pas toujours, de même la rétinite pigmentaire acquise se rencontre souvent chez des individus indemnes de tout accident vénérien.

Il s'est produit, ces dernières années, comme un courant qui tendait à voir la syphilis dans toute étiologie; les maîtres avaient à juste titre réagi contre cette vieille idée qui voyait la scrofule là où l'on aurait dû voir tout autre chose, entre autre l'hérédo-syphilis. De cette idée l'élève s'en est à son tour emparé, puis, animé de ce zèle qui caractérise toujours le disciple, il l'a exagéré et trop souvent a dépassé les limites que Fournier et d'autres avec lui entendaient donner à leur pensée.

Eh bien! contre de tels excès de la pensée, il est bon de réagir; il faut voir la syphilis où elle se trouve et ne point la supposer où elle n'est pas. Sans doute de par sa virulence, elle tient le record dans l'étiologie de beaucoup d'affections oculaires, de la rétinite pigmentaire acquise en particulier, et ce privilège, elle le doit à la virulence de son microbe, qui, quoique inconnu encore, n'en existe pasmoins, mais enfin d'autres affections également parasitaires peuvent aussi, quoique plus rarement, engendrer le même mal; de ce nombre sont la variole et la fièvre palustre.

De telle sorte que, le jour où la science microbiologique sera plus avancée, où elle sera parvenue à isoler le microbe de la syphilis, à connaître sa toxicité, son habitat, sa façon de le cultiver, d'exalter sa virulence, ce jour-là, l'expérimentation aidant, beaucoup de points qui dans la marche de la rétinite pigmentaire, dans sa pathogénie nous paraissent obscurs s'élairciront d'eux-mêmes.

En attendant que la science ait réalisé ce progrès, la clinique seule doit nous venir en aide, et la clinique en ophtalmologie réside dans l'examen ophtalmoscopique; c'est elle qui doit nous permettre de diagnostiquer l'origine du mal et permettre, le cas échéant, à l'ophtalmologiste de poser sûrement le diagnostic de la syphilis; en un mot, de différencier en termes précis la rétinite pigmentaire syphilitique acquise, d'une part de la rétinite pigmentaire due, soit à la variole, soit à la fièvre palustre, d'autre part de la rétinite pigmentaire congénitale.

Or jusqu'ici la rétinite pigmentaire s'étant trouvée trop souvent confondue soit avec la choroïdite, soit avec la chorio-rétinite, l'histoire de ces trois affections ou affections pigmentaires du fond de l'œil s'impose, afin de signaler au passage les erreurs d'interprétation; cette histoire fera l'objet de notre **premier chapitre**.

De plus, si la syphilis est la cause principale, la cause déterminante de l'affection que nous étudions, d'autres causes ont sûrement et dans une certaine mesure, facilité l'action destructive du virus syphilitique. L'étude de ces causes fera l'objet de notre **second chapitre**.

Dans le **troisième,** nous exposerons en premier lieu les signes subjectifs et objectifs de la maladie; en second lieu les complications qu'elle peut engendrer dans les autres parties de l'œil.

Différencier tous ces symptômes de ceux que peuvent présenter les affections susceptibles d'être confondues avec la rétinite pigmentaire syphilitique acquise, à savoir : la rétinite pigmentaire acquise non syphilitique, la rétinite pigmentaire congénitale, la chorio-rétinite : voilà ce qui fera l'objet de notre **chapitre IV**.

Le **chapitre V** sera consacré à l'exposé des lésions macroscopiques et microscopiques de l'affection, au mécanisme suivant lequel elles sont produites.

Enfin, dans le **chapitre VI**, nous exposerons les moyens hygiéniques et thérapeutiques capables, sinon de guérir le mal, tout au moins d'en arrêter jusqu'à un certain point la marche progressive.

LA
RÉTINITE PIGMENTAIRE
SYPHILITIQUE ACQUISE
— ÉTUDE COMPLÈTE —

CHAPITRE PREMIER

HISTORIQUE

Prendre la rétinite pigmentaire à la genèse de son histoire (c'est-à-dire à l'époque où elle commence à peine à se différencier d'avec la choroïdite, où sa confusion avec la chorio-rétinite existe encore) pour la suivre pas à pas à travers les différentes phases de son évolution ; noter au passage chacun des nouveaux symptômes, chacun des signes qui permettent de la différencier de plus en plus ; et, pour mieux établir le contraste entre elle et les affections similaires choroïdite et chorio-rétinite, décrire également ces dernières au fur et à mesure que prend jour leur description, tel est notre but dans ce chapitre.

Voilà pourquoi, voulant écrire l'histoire de la rétinite pigmentaire, nous nous verrons obligé afin de mieux faire ressortir les caractères distinctifs de cette affection, de décrire simultanément l'histoire des autres affections pigmentaires du fond de l'œil.

Or, parmi les mémoires sans nombre qui furent publiés sur les affections pigmentaires du fond de l'œil, il en est quelques-uns qui, empreints d'une réelle valeur, font pour ainsi dire époque dans l'histoire de la maladie et permettent d'assigner à celle-ci trois périodes distinctes :

A la *première période* ou période de début (1850-60) appartiennent les travaux de Mooren et d'Hutchinson ;

A la *seconde période* (1860-80), les deux mémoires de Forster, le premier sur la choroïdite aréolaire, le second sur la chorio-rétinite ;

A la *troisième période* (1880-99), les diverses publications de Masselon, Hirchberg, Galezowski, Germaix, Antonelli, Rollet.

Dans la *première période*, deux affections semblent résumer à elles seules toutes les formes de pigmentation anormale du fond de l'œil, la rétinite appelée pigmenteuse par les uns, pigmentaire par les autres, et la choroïdite. Dès la première période la symptomatologie se pose, un peu ébauchée peut-être, mais nette et précise néanmoins, assez conforme à la vérité pour que les observateurs de l'avenir aient pu trouver à ajouter sans avoir beaucoup à retrancher ; l'anatomie pathologique elle-même, dès le début, commence à se tracer une voie, seule l'étiologie, en ce qui concerne la rétinite pigmentaire, reste encore à l'étude.

Aux ophtalmologistes de la *seconde période* échoit le mérite d'avoir su dégager du champ d'observation une classe nouvelle, la chorio-rétinite ; d'avoir divisé et subdivisé les classes existant déjà ; d'avoir su distinguer dans la rétinite pigmentaire deux formes bien distinctes : la forme acquise et la forme congénitale ; d'avoir enfin présenté l'hérédo-syphilis comme l'un des facteurs principaux de cette dernière forme.

La *troisième période* peut se résumer dans l'étude complète de l'étiologie et dans la création d'une nouvelle forme de rétinite pigmentaire acquise, la rétinite pigmentaire due à la syphilis.

Dès la **première période**, avons-nous dit, la symptomalogie se pose. Si, en effet, nous parcourons les travaux qui, au lendemain de la merveilleuse découverte d'Helmholtz, c'est-à-dire dès 1851, commencèrent à surgir du sein de toutes les revues, sous le nom de rétinite pigmentaire ou pigmenteuse d'une part, de choroïdite de l'autre, nous trouvons deux affections magistralement décrites par les maîtres de l'époque, par Mooren, Groefe, Donders, Hutchinson, etc.

I. Résumant tous les travaux parus et s'appuyant sur une vingtaine d'observations personnelles, Mooren[1] divise sa *description de rétinite pigmentaire* en trois parties : symptômes subjectifs, examen ophtalmoscopique ou symptômes objectifs, phénomènes secondaires.

Dans les symptômes subjectifs, avant l'apparition des deux grands symptômes qui font partie de la triade classique, Mooren met en évidence deux signes qui, dit-il,

[1] Mooren, *De la rétinite pigmentaire* (Vortrag gehalten in der Generalversammlung des Vereins der Aerzte des Regierungsbezirkes, juin 1858).

précèdent toujours l'héméralopie : ce sont, d'une part, l'apparition tantôt subite, tantôt progressive d'obscurcissements de la vision, déterminés par une lumière vive, des objets brillants ; d'autre part, un sentiment de pression, de tension, de fatigue dans le fond de l'orbite, comme si une force irrésistible venait fermer les paupières appesanties. Survient ensuite l'héméralopie qui, légère tout d'abord, progresse avec le temps et s'accompagne après plusieurs années de la diminution de l'acuité visuelle centrale. Un second phénomène presque contemporain, mais qui ne devient manifeste que bien après la perte de la vision nocturne, c'est le rétrécissement du champ visuel, lequel se traduit extérieurement par un mouvement continuel des yeux qui, se portant latéralement et dans une étendue plus ou moins grande, leur permet de parcourir le plus de surface possible de l'espace et de remédier au défaut de faculté de la perception périphérique.

Si, continue l'auteur, voulant connaître la cause de ces deux symptômes, héméralopie et rétrécissement du champ visuel, on examine le fond de l'œil, on trouve :

De taches noires de formes différentes, localisées vers l'ora serrata et qui, après plusieurs années d'un état stationnaire, s'avancent lentement vers le pôle postérieur pour envahir à son tour la macula ;

Des vaisseaux plus ou moins oblitérés, plus ou moins atrophiés, suivant le degré d'ancienneté de l'affection ;

Une papille légèrement grisâtre et qui ne revêtira une couleur d'un blanc éclatant que dans le cas où à la rétinite pigmentaire viendra se joindre une atrophie de la papille due à une « affection cérébrale, typhus et autres maladies ».

Puis, sans quitter l'ophtalmoscope, Mooren prétend rencontrer parfois certaines lésions qu'il qualifie de secondaires et qu'il attribue à la trop longue durée de l'affection. De ces lésions, les unes sont formées par des taches de formes diverses d'un aspect plus éclatant que le fond de l'œil qui, peu à peu s'entourant de pigment, s'étendent de l'équateur au pôle postérieur sans influencer en rien le champ visuel; les autres consistent en un staphylome postérieur ou bien encore en un décollement partiel de la rétine. Les premières jointes aux lésions rétiniennes déjà décrites seront étudiées plus tard par Förster[1] sous le nom de chorio-rétinite; et, quant au décollement rétinien, Galezowski[2], le rencontrant dans nombre d'affections syphilitiques de la choroïde, en fera la caractéristique d'une nouvelle variété de choroïdite syphilitique.

Ainsi donc: prodromes caractérisés et par un obscurcissement de la vision et par un sentiment de tension dans le fond de l'orbite; période d'état avec les trois grands symptômes de la triade classique; période secondaire ou de complication avec taches de choroïdite, staphylome postérieur et décollement de la rétine: tels sont d'après les maîtres de l'époque la symptomatologie de la rétinite pigmentaire ou pigmenteuse.

II. Bien que moins complète peut-être, moins précise et moins nette, l'*anatomie pathologique* de l'affection se trouve tout d'abord ébauchée par Donders[3] qui, le pre-

[1] Förster, Zür klinischen Kenntniss der Choroïditis syphilitica (*Arc. für Ophtalm.*, Bd. XXI, p. 33, 1874).

[2] Galezowski, Du décollement de la rétinite syphilitique et de son traitement (*Ann. de derm.*, 1893).

[3] Donders, *Archiv für Ophtalmologie*, 1857, p. 137-165.

mier, ayant eu l'occasion d'examiner un œil atteint de rétinite pigmentaire, en décrivit les lésions principales : la rétine était plus adhérente à la choroïde qu'à l'état normal ; entre les deux membranes existait du tissu conjonctif mal organisé ; les couches extérieures de la rétine, cônes et bâtonnets, paraissaient normales, mais dans les couches internes s'était développé un réseau irrégulier de cellules pigmentaires, visibles même à l'œil nu ; ce réseau commençait à 2 ou 3 millimètres de la papille optique et recouvrait presque toute la rétine. Rappelant par sa disposition l'aspect des corpuscules osseux, les lignes tracées avaient une forme curviligne indiquant la forme du trajet des vaisseaux. Ceux-ci avaient perdu de leur élasticité, présentaient un calibre mince et rétréci, sans avoir été pénétré nulle part par le pigment. En somme, ce qui, aux yeux de Douders, constituait le fond de la lésion de la rétinite pigmentaire, c'était une *inflammation chronique de la rétine* et cette inflammation donnant naissance à un exsudat, l'origine du pigment était toute trouvée.

Pour les autres maîtres de l'époque, pour Müller, pour Junge, pour Schveigger, pour Bolling-Pope, le processus générateur de la rétinite pigmentaire, c'est également l'inflammation chronique de la membrane elle-même :

Pour Muller[1], le pigment provient, en partie de l'épithélium pigmentaire, en partie du sang extravasé ; quant à l'infiltration séreuse de la rétine, à l'hypergenèse de son tissu conjonctif et son épanouissement consécutif, ce

[1] H. Muller, Ein Fall von pigmentirter Netzhaut (*Arch. für Ophtalmologie*, v. IV, p. 12, 1858).

n'était là qu'un phénomène concomitant et rien de plus;

Junge[1], lui, prétend que les couches externes de la rétine étant détruites, les molécules de pigment pénètrent dans la rétine sous l'influence des vibrations des parois vasculaires qui, en se transmettant directement aux cellules pigmentaires, les auraient détruites;

Pour Schweigger[2], la présence du pigment n'est qu'un accident dans l'histoire de l'affection, accident qui peut très bien manquer. Choroïde et rétine sont atteintes en même temps. Un exsudat se forme au sein de la choroïde qui, formant relief dans la rétine, soulèverait l'épithélium pigmentaire et faciliterait ainsi la migration des molécules au travers des éléments en partie atrophiés de la rétine;

Hypertrophie du tissu cellulaire, surtout dans les couches externes, atrophie et destruction consécutives, enfin migration au milieu de ces ruines du pigment venant de la choroïde (= épithélium pigmentaire), telle est, pour Bolling-Pope[3], la marche ordinaire de l'affection.

III. Pour Grafe, Mooren, etc., la maladie est *héréditaire*. Mooren cite, à l'appui, une famille qui, sur huit enfants, en présente quatre atteints de rétinite pigmentaire; dans une autre famille, trois membres présentaient la même affection. L'affection, d'après lui, remonterait à la dixième et même à la sixième année; dans un seul cas, elle aurait débuté à l'âge de cinq ans. Enfin, se basant sur

[1] Junge, Beitrage zur path. Anatomie der getsgesten Netzhaut (*Arch. für Opht.*, 1859).

[2] Schweigger, Untersuchungen über pigmentirte Netzhaut (*Arch. für Opht.*, 1859).

[3] Bolling-Pope, Uber retinitis pigmentosa ins besondere (*Würzburger med. Zeitschrift*, 1862).

ce que quatorze des cas qu'il avait observés se rapportaient à des individus habitant des contrées humides et trois cas seulement à des individus habitant des lieux secs et élevés, il croit pouvoir faire jouer au climat une certaine part déterminante dans l'affection.

A ce premier et incontestable facteur, l'hérédité, Liebreich[1] en ajoute un second : la *consanguinité.* Ayant rencontré la rétinite pigmentaire chez une personne issue de consanguins, Liebreich a été ainsi amené à rechercher l'affection oculaire chez les idiots et les sourds-muets, qui, pour la plupart, sont issus de consanguins. Sur 150 idiots examinés, il en a trouvé 3 atteints de rétinite pigmentaire ; l'un de ces trois était enfant de cousin-germain ; sur les deux autres, on n'avait rien pu savoir. Sur 241 sourds-muets examinés à Berlin, 14 présentaient la rétinite pigmentaire, sur 14, 5 étaient issus de consanguins. Dans les établissements de sourds-muets de Paris, le même auteur trouve 7 cas de rétinite pigmentaire dont 3 provenaient d'alliance entre parents. En Russie enfin, où l'Eglise défend toute alliance entre individus du même sang, la rétinite pigmentaire, dit Liebreich, serait rarement rencontrée.

Donc, hérédité d'une part, consanguinité de l'autre, sont les deux causes, dès maintenant reconnues, comme ayant donné naissance à la rétinite pigmentaire.

IV. Pour le *traitement*, on peut le diviser en traitement chirurgical et en traitement médical :

Le traitement chirurgical qui consiste à pratiquer l'iri-

[1] Liebreich, De la prédisposition à la rétinite pigmentaire chez les enfants de consanguins (*Deustch. Klinik*, 1861).

dectomie, non dans le but de détruire la lésion essentielle, mais afin de retarder la marche du processus en diminuant la pression interne, ne semble pas avoir donné, entre les mains de Mooren, de brillants résultats.

Le traitement médical comprend deux indications :

Eviter tout ce qui pourrait congestionner l'œil, c'est-à-dire recommander l'usage de verres fumés pour amortir l'action des rayons lumineux, employer les antiphlogistiques, la sangsue artificielle de Heurteloup, etc.

Essayer le traitement mercuriel qui, chez certains malades de Mooren, aurait amené une amélioration de l'acuité visuelle.

Ainsi donc, grâce à l'ophtalmoscope, la pigmentation anormale de la rétine nous était dès maintenant connue, au moins dans ses grandes lignes ; restait à connaître la *choroïdite*, Græfe[1] et Bader[2], les premiers, se chargèrent d'en donner la description, Hutchinson[3] d'en rechercher les causes.

Sous le nom de choroïdite, les maîtres de l'époque désignent une affection de la membrane vasculaire de l'œil, se révélant à l'ophtalmoscope sous un aspect différent, suivant la période d'évolution à laquelle on l'examine. A la période d'exsudation, on assiste à la formation d'une petite élevure, véritable bouton qui proémine du côté de la rétine. Noire à la periphérie, par le fait même du pigment qui l'en-

[1] Græfe, *Deustch. Klinik.*, 1858, n° 21.

[2] Bader, Des apparences ophtal. de la syph. second. (*Ophtalmic hosp. reports*, v. I, p. 245).

[3] Hutchinson, Des différentes formes d'inflamm. de l'œil (*Opht. hosp. rep.*, v. II, p. 258)

toure à la façon d'un cercle, la tache, ainsi formée, nous présente au centre, par un effet de contraste, une teinte plus claire.

Plus tard, à son stade de régression, on n'aperçoit plus de l'ancien bouton que le pigment existant déjà et au centre quelques débris de vaisseaux choroïdiens sillonnant le fond blanc bleuâtre de la sclérotique mise à nu.

En outre des lésions précitées, on peut encore voir sur le même œil, du côté de la rétine, un état veineux particulier des veines et un trouble de la membrane dû à une exsudation diffuse sans lésion circonscrite. Du côté du vitré, c'est une multitude de petits flocons qu'il est besoin d'examiner pour les bien percevoir, soit à l'aide d'un miroir plan, en faisant orienter l'œil dans divers sens, soit à l'aide d'une loupe.

Voilà pour les signes objectifs. Malgré ces divers troubles, la vision n'est jamais fatalement atteinte. Si la choroïde seule est atteinte, le malade pourra n'éprouver aucun troube visuel, tout au plus se plaindra-t-il d'une légère diminution de son acuité visuelle ; dans quelques cas pourtant, il percevra un ou plusieurs scotomes.

Si, au contraire, la rétine et le vitré sont également lésés, les troubles pathologiques pourront être plus graves. Il y a là, du reste, une question d'étiologie : le traitement devant avoir plus de prise dans le cas où l'affection est acquise que lorsqu'elle est congénitale.

Et c'est cette question de l'*étiologie* qui semble avoir surtout passionné les auteurs de cette première période, Hutchinson entre autres. La syphilis semble être pour eux la cause principale, pour ne pas dire l'unique, des affections choroïdiennes. De la myopie, de la sénilité, de l'infection en général, ils ne semblent tenir aucun compte ou à peu près. La syphilis, au contraire, ils l'incriminent sous ses deux formes, acquise et héréditaire.

Acquise, c'est à la période secondaire qu'elle serait plus particulièrement observée, ainsi qu'il résulte de deux observations longuement relatées par Bader ; chez l'un de ses malades, elle serait survenue un an après le chancre, chez l'autre seulement trois mois après.

Héréditaire, Hutchinson l'aurait rencontrée dans quatorze cas chez des enfants variant de dix-sept mois à vingt-trois ans. Pour établir la spécificité de l'affection, Hutchinson se base sur les considérations suivantes :

1° Les lésions observées dans la choroïde de ses sujets sont les mêmes que celles observées chez les malades atteints de syphilis acquise ;

2° Les descendants de ses sujets étaient, pour la plupart, des syphilitiques avérés ;

3° Ceux sur lesquels les renseignements manquent sur la descendance présentant les mêmes tares que celles dont sont porteurs les enfants issus de syphilitiques, il était logique de conclure chez eux à l'hérédo-syphilis.

L'un des facteurs principaux de l'étiologie de la choroïdite était donc nettement établi. Le seul défaut de cette première période fut d'avoir trop prêté à la confusion, de ne point avoir suffisamment tranché les différences pouvant exister entre la choroïdite et la rétinite ; à toutes ces lacunes, les ophtalmologistes de **la seconde période** semblent avoir voulu remédier en établissant des divisions dans le groupe des choroïdites, en détachant certaines affections que l'on rattachait tantôt au groupe des choroïdites, tantôt au groupe des rétinites pigmentaires pour en faire un groupe intermédiaire, le groupe des chorio-rétinites, enfin en reconnaissant à la rétinite pigmentaire une nouvelle forme, la forme acquise (Bousseau, Hocquart).

Förster[1], le premier, établit une division dans le groupe compact des choroïdites. Sous le nom de *choroïdite aréolaire*, il crée une nouvelle variété qui diffère de la choroïdite disséminée sur trois points principaux : elle se localise d'emblée vers le pôle postérieur et ne s'irradie point comme la choroïdite disséminée, de l'équateur vers le centre ; le bouton de choroïdite se trouve représenté par un amas pigmentaire d'un noir charbonneux qui s'éclaircit ensuite à son centre ; au contraire, dans la choroïdite disséminée, le pigment n'apparaissait qu'à la période ultime pour enrubaner la tache. Le bouton conserve toujours sa forme arrondie et la rétraction des parties intermédiaires ne vient nullement altérer le dessin primitif. Même lorsque par addition de plusieurs boutons il se forme une large plaque, celle-ci reste limitée par des courbes arrondies et non par des lignes brisées. Enfin, dernier caractère distinctif : les parties avoisinantes conservent une intégrité absolue ; la papille garde sa teinte normale.

Après Förster, Talko[2] d'une part, Sichel fils[3] de l'au-

[1] Förster, Choroïditis arcolaris (*Ophtalmologische Beiträge*, Berlin, in-8°, p. 99, 1862).

[2] Talko, Choroïditis exsudativa circumscripta (*Bei. d. Kauhas. med. Gesellsch.*, 1871).

[3] Sichel, Mémoire pratique sur la choroïdite circonscrite (*Ann. d'oculist.*, 1872).

tre, décrivent à peu près à la même époque, sous le nom de *choroïdite circonscrite*, une nouvelle forme de choroïdite ou plutôt une nouvelle variété confondue jusqu'ici avec la choroïdite disséminée et dont ils surent mettre en relief les traits principaux : la choroïdite circonscrite ne s'irradie pas comme la choroïdite disséminée de l'équateur vers la macula ; elle ne se groupe pas autour de la macula comme la choroïdite aréolaire, elle naît sur la macula et s'y circonscrit. De plus, elle ne suit pas comme les autres formes de choroïdite une marche envahissante, elle envahit la partie de la rétine sus-jacente au bouton qui la constitue et rien de plus; autour du bouton, la rétine conserve son intégrité : de là, la netteté avec laquelle se dessine le scotome.

A l'ophtalmoscope, on voit au début une tache de teinte rougeâtre qu'il est assez difficile de distinguer sous cet aspect à cause des variations de coloris que présente la macula.

Plus tard, la tache grandit, se teinte, change et devient d'un jaune assez prononcé, puis les vaisseaux rétiniens, en passant sur elle, forment un coude très net visible à l'image droite : l'examen est devenu plus facile. Enfin, la tache s'entoure comme d'un ruban de pigment, elle prend une forme dentelée, sa présence ne fait plus de doute. Au point de vue fonctionnel, le malade commence par éprouver un certain degré de métamorphopsie; à cette première étape en succède une seconde caractérisée par la perception d'un scotome positif auquel succède bientôt un scotome négatif.

Donc, par son lieu d'éruption, par sa forme d'évolution, son aspect ophtalmoscopique et ses signes fonctionnels, la choroïdite circonscrite représentait une nouvelle différenciation de la choroïdite proprement dite.

Deux ans après, en 1874, paraît un second mémoire de Förster[1] dans lequel, sous le nom de choroïdite syphilitique, mais à laquelle convient mieux l'épithète de *chorio-rétinite*, l'auteur expose tout au long, s'appuyant sur des exemples sans nombre, une affection commune aux deux membranes profondes de l'œil et que jusqu'ici les auteurs avaient confondue les uns avec la rétinite pigmentaire, les autres avec la choroïdite en général. Englobant dans une même description l'état aigu sur lequel porte toute son attention et l'état chronique qu'il ne fait qu'effleurer, l'auteur distingue deux grandes classes de symptômes : des symptômes objectifs et des symptômes subjectifs.

Objectivement, il reconnaît à la chorio-rétinite trois signes principaux : c'est tout d'abord un trouble du vitré caractérisé par des opacités sans nombre d'une finesse extrême, ressemblant à des grains de poussière. Veut-on s'assurer de la simple présence de ces grains, il faut examiner l'œil avec un miroir à faible éclairage et faire exécuter à l'œil des mouvements dans toutes les directions en haut, en bas, en dehors, en dedans. Veut-on les examiner dans tous leurs détails, se rendre compte de leur ténuité, il faut faire diriger l'œil du malade obliquement en dehors et regarder toujours avec un miroir plan muni d'une lentille + 10. A ce signe dont la présence ne fait jamais défaut, s'en ajoute un second concomitant du pre-

[1] Förster, Zür klinischen Kenntniss der Choroïditis syphilitica (*Arch. für Ophtalm.*, 1874).

mier et presque aussi constant : à savoir un voile plus ou moins prononcé, qui masque les limites de la pupille surtout à sa région interne. Ce voile, dû à ce que le contraste entre la teinte rouge de la chroroïde et la blancheur de la papille n'existe plus par suite de la congestion intra-oculaire, n'obscurcit pas seulement le pourtour de la papille, il s'étend sur les veines et les artères et cache sur une certaine étendue leur trajet. Enfin, l'auteur signale la présence dans un tiers des cas, autour de la macula, de groupes de taches rosées ou blanchâtres, semblables à celles de la rétinite albuminurique et qui sont pour l'observateur d'un examen très difficile, surtout dans les débuts de l'affection, alors que le trouble du vitré est encore très intense.

Subjectivement, Förster passe en revue tous les symptômes que peut produire la chorio-rétinite. Il note, tout d'abord, une diminution de l'acuité visuelle, laquelle se trouve réduite d'ordinaire à 1/3 ou 1/2 ou rarement 1/100 ou même 1/10, malgré les changements survenus ophtalmoscopiquement dans les membranes du fond de l'œil. Puis, c'est un affaiblissement plus ou moins prononcé de la vision nocturne, symptôme d'autant plus manifeste qu'un seul des yeux se trouve atteint, l'œil sain pouvant juger de l'état du malade. Désignant par L la sensibilité pour un faible éclairage, par h la source lumineuse nécessaire pour éveiler la sensibilité normale, par H la source lumineuse nécessaire pour éveiller la sensibilité amoindrie de l'œil malade et trouvée au moyen de l'appareil de Lichtsimmesser, l'auteur arrive à trouver le degré fixe d'héméralopie au moyen de la formule $L = \frac{h}{H}$. Enfin, un troisième symptôme, le plus constant de tous, c'est la perception par l'œil malade de lumières ayant des caractères fixes et représentant tantôt des cercles, tantôt des ronds, tantôt des figures ovales que l'on nomme *photopsies.* Si l'on examine au périmètre le champ visuel de cet œil, on trouve à l'endroit même où se produit la sécrétion un scotome bien circonscrit. Et ce scotome peut en peu de temps s'agrandir ou s'amoindrir sans qu'il en soit de même pour l'image lumineuse. Seul le traitement et un long traitement peut avoir raison de lui. La cause de ces photopsies réside dans l'existence du bouton lui-même : vraie cause de congestion de la choroïde et surtout de la rétine. Ce même bouton, en passant par des états différents, pourra donner naissance à deux autres symptômes : la micropsie et la métamorphopsie, le second étant en quelque sorte la conséquence du premier. Enfin, le dernier trouble que puisse éprouver le malade est un affaiblissement du pouvoir accommodatif.

Quel sera le mode de terminaison de l'affection ? Förster lui en reconnaît trois de possible : guérison complète fort rare ; guérison accompagnée d'un reliquat de faiblesse dans l'acuité visuelle, terminaison la plus générale ; une forte amblyopie avec de gros scotomes dans le champ visuel.

Au cours de cette seconde période, la choroïdite s'était donc subdivisée en trois branches : la choroïdite disséminée ou choroïdite proprement dite, la choroïdite aréolaire et la choroïdite circonscrite. De plus, une nouvelle classe était née, la chorio-rétinite, qu'auparavant les uns englobaient dans la choroïdite, les autres dans la rétinite.

De la rétinite, nous ne connaissions que la forme congénitale, nous allons en connaître la *forme acquise*. De plus, son *étiologie* et son *anatomie pathologique* allaient s'enrichir de nouvelles données.

Cette division en congénitale et acquise, Bousseau[1] dans sa thèse sur la rétinite secondaire essaie bien de la poser, mais sans y réussir. Sous le nom de rétinite pigmentaire acquise, il décrit une affection qui n'est autre que la chorio-rétinite à forme pigmentaire et décrite plus tard par Masselon. Hocquard[2] distingue bien lui aussi une rétinite pigmentaire congénitale et une rétinite pigmentaire acquise, mais bien des cas qu'il considère comme tels ne sont que des rétinites congénitales ayant évolué d'une façon latente et qui sous le fait d'une cause quelconque se sont subitement aggravées et ont attiré l'attention du clinicien. Parmi les nombreux cas que l'auteur considère comme acquis, deux seulement méritent cette épithète, celui d'un jeune lieutenant et celui d'un garde républicain, tous deux frappés presque subitement d'héméralopie et tous deux attribuant la cause de leur affection aux fatigues endurées durant la guerre de 1870. Néanmoins, grâce à ces deux observations, la rétinite pigmentaire acquise se trouvait dès maintenant établie, restait à lui donner une symptomatologie propre ; restait surtout à la distinguer de la rétinite pigmentaire acquise due à la syphilis.

Or la syphilis, Galezowski, dès cette seconde période avait essayé de la mettre en avant, la faisant participer au

[1] Bousseau, *Des rétinites secondaires ou symptomatiques* (thèse de Paris, 1868).

[2] Hocquard, *De la rétinite pigmentaire* (thèse de Paris, 1875).

même titre que l'hérédité et la consanguinité, lui donnant même la supériorité sur ces deux facteurs dans l'*étiologie* de la rétinite pigmentaire congénitale. Dans un mémoire lu au Congrès international d'ophtalmologie de 1867, il prétendit avoir, sur 120 cas de choroïdite syphilitique, rencontré la rétinite pigmentaire dans un quart de cas. Malheureusement il ne s'agissait ici que de rétinite acquise et de rétinite survenant dans la rétine par suite d'une choroïdite antérieure. Ce que Galezowski appelait ici rétinite pigmentaire n'était autre qu'une chorio-rétinite à forme pigmentaire, affection décrite plus tard par Masselon. Néanmoins l'idée avait été émise et, malgré qu'elle fût fortement battue en brèche par certains, la spécificité devait arriver à être regardée un jour comme la cause principale, sinon l'unique de la rétinite pigmentaire.

L'*anatomie pathologique* de la rétinite pigmentaire grâce aux travaux de Landolt devait elle aussi réaliser un progrès notable. Donders, Junge, Bolling-Pope et les autres avaient placé l'essence de la maladie dans *l'inflammation chronique de la couche externe de la rétine.* S'appuyant sur l'observation de deux cas de rétinite qu'il avait pu examiner à l'ophtalmoscope du vivant des sujets et vérifier ensuite, Landolt[1] regarde *l'inflammation chronique de la tunique adventice des petits vaisseaux*, comme la cause première. L'inflammation se propageant ensuite à tout le tissu conjonctif environnant, une hyperplasie en résulte, puis une rétraction cicatricielle. Si l'on remarque d'autre part que

[1] Landolt, Recherches anatomiques sur la rétinite pigm. typique (*Ann. d'oculis.*, 1873).

la paroi enflammée des vaisseaux empêche la libre circulation du sang et par conséquent engendre l'anémie des éléments nerveux de la rétine, on aura dans ces deux processus marchant de pair, inflammation du tissu conjonctif, diminution de l'apport du liquide nourricier, la vraie cause pathogénique de la rétinite pigmentaire.

Ainsi la rétinite pigmentaire prenait de plus en plus une physionomie propre. C'est tout d'abord Förster qui crée un nouveau groupe, les chorio-rétinites, jusqu'alors confondue par les uns avec les choroïdites, par le plus grand nombre avec les rétinites ; puis c'est Bousseau et Hocquard qui distinguent une nouvelle forme de rétinite, la forme acquise. Restait à bien définir, à bien préciser ces groupes nouveaux, chorio-rétinites et rétinite pigmentaire acquise ; ce fut l'œuvre des ophtalmologistes de la **troisième période.**

Masselon[1], en 1883, publie sur la chorio-rétinite un mémoire des plus nets et des plus précis ; véritable complément du travail de Förster sur la même affection et paru dix ans plus tôt. Förster avait surtout mis en lumière les signes objectifs et subjectifs de la période aiguë. Masselon passe rapidement sur cette première période et *s'appesantit de préférence sur la période chronique*. Il se laisse guider par l'ophtalmoscope et, en vrai clinicien, guidé par sa seule observation, trace de la nouvelle maladie cinq tableaux différents, suivant que le fond de l'œil lui offre l'image de telle ou telle lésion prédominante. A

[1] Masselon, *Chorio-rétinite spécifique*, 1883.

côté de lésions incontestablement choroïdiennes, mais peu accentuées, trouve-t-on une pigmentation de la rétine à forme étoilée ou circinée, on a une chorio-rétinite à *forme pigmentaire*. Le symptôme dominant consiste-t-il au contraire en de larges taches choroïdiennes situées vers l'équateur, c'est une chorio-rétinite à *forme disséminée*. Est-ce au contraire une atrophie diffuse de la choroïde, qui frappe le regard, la chorio-rétinite sera à *forme atrophique*. Des hémorragies se produisent-elles qui, déchirant la rétine rendue friable par l'affection, font irruption dans le vitré et laissent dans les parties dilacérées de véritables cicatrices : ce sera la chorio-rétinite à *forme cicatritielle*. Enfin la tache exsudatrice se localise-t-elle sur la macula et y reste-t-elle circonscrite, la chorio-rétinite est à *forme atrophique*. Donc cinq formes de chorio-rétinites observées chez des syphilitiques avérés et que Masselon étudie jusque dans leurs moindres détails.

A côté de ces différentes formes pourraient prendre place deux autres variétés de chorio-rétinite inconnues jusqu'alors et décrites la première par Graddle[1], la seconde par Galezowski[2].

L'affection décrite par Graddle est une *chorio-rétinite centrale circonscrite* mais qui diffère sur plusieurs points de la chorio-rétinite à forme centrale précédemment décrite : d'abord par l'étiologie : elle n'est point syphilitique ; ensuite par l'aspect de la tache : la tache de l'affec-

[1] Graddle, Histoire clinique de la chorio-rétinite centrale circonscrite (*Ann. d'ocul.*, 1893).

[2] Galezowski, Du décollement de la rétinite syphil. (*Ann. de dermat.*, 1893).

tion décrite par Masselon est d'une teinte jaune ou brune elle est de forme circulaire et proémine au-dessus de la rétine, ici au contraire elle est d'un blanc crayeux, de forme irrégulière à contours indécis, elle ne dépasse pas le niveau de la rétine. Elle mesure de 1/6 à 1/3 de l'étendue papillaire. Elle se trouve située entre la papille et la macula ; au centre se trouve un point brillant dû au reflet de la membrane limitante, altérée en cet endroit. Une autre différence réside dans les altérations des organes voisins ; la rétine est peu altérée, seule sa couche externe se trouve détruite, sa couche interne demeure intacte, les vaisseaux de même ; parfois l'iris se trouve décoloré et des exsudats unissent sa face postérieure à la cristalloïde antérieure ; constamment la cornée présente une kératite ponctuée. Au point de vue fonctionnel l'affection ne comporte pas un pronostic aussi sévère que la chorio-rétinite décrite par Masselon ; bien que descendue très bas, la vision finit toujours par se relever et par atteindre presque la normale.

Galezowski, sous le nom de *choroïdite syphilitique avec décollement rétinien*, nous présente une affection dont il a réuni seize cas, mais dont il aurait pu, dit-il, réunir le double en bien cherchant dans ses registres. Du côté de la choroïde on trouve localisé, au niveau du cercle ciliaire « de larges plaques exsudatives grisâtres avec des dépôts pigmentaires disséminés au pourtour ». Du côté de la rétine au voisinage de l'ora serrata, ce sont des épanchements séreux qui se traduisent par deux symptômes très caractéristiques : l'un fonctionnel, l'obscurcissement lent et progressif du champ visuel ; l'autre ophtalmoscopique, la sinuosité des vaisseaux rétiniens et leur aspect noirâtre se dessinant au milieu de la rétine infiltrée et laiteuse. Le décollement peut même aller plus loin et les masses exsudatives soulevant la rétine peuvent arriver à simuler des tumeurs néoplasiques.

Voilà donc la chorio-rétinite *acquise* connue jusque dans ses moindres détails grâce aux travaux de Masselon, de Graddle, de Galezowski. De la forme *congénitale*, Hutchinson nous avait déjà donné comme un premier aperçu, mais Hutchinson s'était simplement occupé de choroïdite en général, confondant sous ce nom et les diverses choroïdites et la chorio-rétinite et même les irido-choroïdites. De plus, l'écrivain anglais n'avait point établi les différences qui existent entre la forme acquise et la forme congénitale; il n'avait point enfin suivi les effets du virus au delà de la première génération : autant de lacunes qui restaient à combler et que Hirchberg, Galezowski, Sauvineau, Rollet, s'efforcèrent de combler.

Hirchberg[1] avait eu la rare fortune de pouvoir observer plusieurs cas de chorio-rétinite au moment de l'éclosion du mal et de pouvoir les suivre pendant plusieurs années, notant après chaque examen les changements survenus objectivement et subjectivement sous l'effet du traitement. Les cinq enfants qu'il lui fut donné d'examiner ne dépassaient pas l'âge d'un an et demi et ne comptaient pas moins de cinq mois. De par les renseignements communiqués par la mère elle-même, la spécificité de l'affection ne faisait aucun doute. Comme lésions on constatait un trouble constant du vitré, une con-

[1] Hirchberg, De la rétinite dans la syphilis héréditaire *(Deutsche medic. Wochenschrift*, 1895).

gestion de la papille et tout autour de celle-ci un léger trouble des tissus. Sur toute l'étendue de la rétine on trouvait de petites élevures d'une teinte brillante, mais qui à la périphérie peuvent devenir plus nombreuses et plus étendues ; parfois aussi sur la même membrane, mais peut-être aussi les intéressant toutes deux, rétine et choroïde, on rencontre des taches bleuâtres, bien empreintes, bien dessinées ; enfin vers le pôle postérieur ou près de ce pôle, sur la macula vue à son pourtour, un ou plusieurs foyers d'un gris noirâtre. C'est même cette dernière lésion qui donne aux cas rencontrés et décrits par Hirchberg la note caractéristique. Grâce à elle, une diminution de l'acuité visuelle s'étant produite chez le sujet, la mère a eu l'idée de faire examiner l'enfant et ainsi a permis de dévoiler l'existence de l'affection dès ses débuts.

Ce qui frappe en effet dans ces observations de Hirchberg, c'est la constante prédominance de lésions centrales, maculaires; elles constituent donc des chorio-rétinites à forme centrale et il ne pouvait guère en être autrement. La forme centrale est celle qui atteint le plus l'acuité visuelle, c'est donc celle qui trahit le mieux par ses symptômes fonctionnels son existence. Hirchberg ne pouvait assister qu'au développement de cette forme. Les autres formes, disséminée, pigmentaire, etc., existent sans doute, mais elles ne se révèlent que plus tard, lorsqu'une cause quelconque nous met sur leur piste, lorsque par exemple l'enfant allant à l'école s'aperçoit qu'il ne distingue pas les caractères écrits sur le tableau noir ou bien encore lorsqu'une fatigue oculaire trop prolongée vient donner un coup de fouet à la maladie, qui est lente et la désigner à l'observation.

A côté de ces cas surpris par Hirchberg au début même de leur évolution, l'auteur en relate d'autres observés chez des enfants de cinq à quatorze ans, mais qu'il n'a pu observer que longtemps après l'éclosion du mal. A cela plusieurs causes : d'abord la maladie s'est déclarée plus tardivement, alors que l'enfant est déjà l'objet d'une attention moins soutenue de la part de la mère ; ensuite elle a débuté sans bruit : c'est que le début et la marche de l'affection peuvent revêtir plusieurs formes cliniques fort différentes :

Débute-t-elle durant la vie fœtale, l'affection marche avec une rapidité étonnante et l'enfant naît aveugle si toutefois il arrive à terme ;

Se manifeste-t-elle au contraire durant les premiers mois de la vie, l'affection aboutirait peut-être encore souvent à la cécité, si un traitement mercuriel bien approprié ne venait l'arrêter dans sa marche ;

Apparaît-elle enfin dans les premières années de la vie, souvent même vers l'âge adulte, et c'est ici le cas, les lésions naissent bénignes, si bénignes qu'elles ne se manifestent extérieurement par aucun symptôme subjectif et qu'elles n'acquièrent une certaine gravité qu'à la longue, le mal resté inconnu ayant été abandonné à sa propre évolution. Et cette bénignité à quoi faut-il l'attribuer ? Apparemment à deux causes : d'abord à l'atténuation du virus, ensuite à la vitalité de l'enfant rendu plus robuste par le nombre des années. Cependant le virus quoique atténué ne s'attaque pas seulement aux membranes profondes de l'œil ; il s'en prend aussi à la musculature externe de l'œil, il y produit des désordres, strabisme, diplopie, tremblement qui attirent l'attention du patient ou de son entourage et le décident à se faire examiner. Ces cas de chorio-rétinite survenant dans les premières années de l'enfance ne sont donc revélés à l'oculiste qu'accidentellement et c'est ce qui est arrivé à Hirchberg.

Ce qui ressort de la lecture de ces observations, c'est l'absence presque totale de l'élément inflammatoire, pas de congestion du nerf optique, pas ou très peu de flocons du vitré ; mais en retour une papille pâle et blanchâtre avec bords assez nettement déssinés, enfin des taches bleuâtres de forme arrondie enrubannées de pigment, en assez grand nombre et disséminées dans tout le fond de l'œil. Autant de signes en faveur de l'ancienneté et par là même de la bénignité de l'affection : de l'ancienneté à cause de l'atrophie d'origine intra-oculaire, des foyers assez prononcés de choroïdite, d'absence de troubles aigus ; de la bénignité parce que les troubles fonctionnels ne sont pas en proportion avec le degré des lésions.

Hirchberg avait ouvert la voie ; d'autres après lui Sauvineau et Fournier, Et. Rollet, Galezowski publièrent de nouvelles observations de chorio-rétinite congénitale, mais aucun d'eux n'eut la chance de tomber sur un cas observé dans les premiers mois de la vie ; les deux cas publiés par Fournier et Sauvineau[1] se rapportent l'un à une femme de cinquante-trois ans, l'autre à une jeune fille de dix-huit ans. Sur leurs antécédents héréditaires, il n'avait rien été permis de savoir, mais toutes deux présentaient des stigmates indéniables de syphilis héréditaire. Les troubles fonctionnels oculaires dont elles étaient por-

[1] Fournier et Sauvineau, *Société d'Opht. de Paris*, 1896 (*Ann. de dermat.*, 1897).

teurs dataient de leur enfance ; jamais depuis lors leur acuité visuelle ne s'était améliorée, ni n'avait empiré. Les lésions observées chez la première consistaient en taches de chorio-rétinite enrubannées de pigment et disséminées tout autour de la macula et de la papille. C'était une chorio-rétinite congéniale à forme disséminée. Le second cas se rapprochait de la forme pigmentaire : en plus des taches atrophiques de choroïdite, du pigment se trouvait irrégulièrement disséminé dans le champ de la rétine, se présentant sous forme de striés et d'amas volumineux.

Le cas de Rollet [1] est egalement une chorio-rétinite à forme pigmentaire. L'origine hérédo-syphilitique n'est pas absolument certaine, mais est fort probable. Des plaques d'atrophie disséminées au niveau de la choroïde, de petits dépôts de pigment à forme étoilée répandus dans la moitié inférieure du fond de l'œil constitue l'ensemble des lésions ophtalmoscopiques.

Galezowski [2] observa et publia des cas semblables, mais là ne s'arrêtèrent point ses recherches. Ayant poussé plus loin ses investigations, il s'aperçut bientôt que très souvent le virus syphilitique se propage *au delà de la première génération* et qu'il pouvait descendre des grands-parents et même des arrière-grands-parents. Ainsi dans trois cas, il ne trouve pas trace de syphilis acquise, mais des antécédents héréditaires chez les parents des malades, dont les grands-parents avaient été soignés par Ricord. Ces chorio-rétinites que l'auteur à rencontrées à

[1] Rollet, *Traité d'ophtalmoscopie*, 1898, p. 274.

[2] Galezowski, Sur la syphilis oculaire héréditaire *(Ann. de dermat.*, 1894).

la deuxième et même à la troisième génération présentent avec la choroïdite syphilitique acquise certaines dissemblances. Sans doute le genre de lésion est le même, mêmes amas de pigment filtrant le long des vaisseaux, mêmes taches atrophiques cerclées de noir, mais les taches ne passent pas comme celles de la chorio-rétinite acquise par un double stade exsudatif et régressif, elles sont atrophiques d'emblée et cela parce que la choroïde se nourrissant mal, grâce à l'absence congénitale d'un ou plusieurs vaisseaux choroïdiens, il en résulte une désorganisation complète du tissu circonscrit et son atrophie consécutive. De plus, taches et plaques ne se développent pas uniformément dans tout le fond de l'œil, mais plus spécialement dans telle ou telle région ; seule la région de l'ora serrata reste constamment indemne ou à peu près dans les affections congénitales. Enfin, les troubles physiologiques sont loin d'être en rapport avec le degré de la lésion. Seule l'efficacité du traitement mercuriel, dans la chorio-rétinite congénitale aussi bien que dans la chorio-rétinite acquise, semble rapprocher les deux affections.

La chorio-rétinite nous était maintenant connue sous les aspects principaux qu'elle revêt à l'état acquis, nous l'avons de plus suivie aux divers stades de son évolution congénitale; il ne nous reste plus qu'à préciser les faits, qu'à les baser sur un plus grand nombre d'observations et tâcher surtout d'en mieux saisir l'explication, ce sera l'œuvre de l'avenir.

La choroïdite proprement dite nous est déjà connue à l'état acquis dans ses localisations postérieures, il nous reste à la connaître *dans ses localisations antérieures*; de plus son étiologie nous a jusqu'ici en partie échappé, enfin la *choroïdite congénitale* ne nous a été qu'insuffisamment décrite, autant de notions qu'il nous restait soit à acquérir, soit à compléter.

Courserant[1] avait depuis longtemps déjà décrit la choroïdite antérieure, lorsque Galezowski[2] la décrivit à son tour croyant faire œuvre de primauté. Il est vrai que tous deux ne donnaient point à l'affection la même origine, le premier l'attribuait à une lésion soit de l'utérus, soit de l'intestin; le second la considère comme une manifestation de la syphilis; de plus Courserant la considérait comme une entité morbide, Galezowski comme un symptôme concomitant d'une autre affection. Ce dernier aurait rencontré la choroïdite antérieure dans cinq affections différentes:

1° Dans les iritis syphilitiques accompagnées d'une kératite ponctuée ;

2° Dans les kératites parenchymateuses, dues à la syphililis héréditaire;

3° Dans les chorio-rétinites avec flocons du vitré;

4° Dans presque toutes les atrophies des papilles ataxiques;

5° Dans les névrites syphilitiques cérébrales ou cérébro-spinales.

Enfin, au point de vue objectif, Courserant ne décrit pas seulement des taches atrophiques enrubannées de pig-

[1] Courserant, De la choroïdite antérieure *(Gaz. des hôpitaux*, 1883).

[2] Galezowski, De la localisation de la syphilis dans le cercle ciliaire choroïdien *(Ann. de dermat.*, 1893).

ment, produit de la dégénérescence graisseuse du stroma choroïdien et de la migration de la matière pigmentaire. Autour de ces taches, il trouve d'autres foyers rouge sombre, lesquels masquent le dessin si varié des vaisseaux choroïdiens sans être dû pour cela à des épaississements sanguins, mais au contraire à des congestions partielles du système vasculaire de la rétine. Donc pour Courserant la choroïdite antérieure serait avant tout de nature congestive, pour Galezoswki ce serait un fruit de l'infection et de l'infection syphilitique, ce serait un appoint de plus en faveur de l'origine spécifique des affections pigmentaires du fond de l'œil.

Mais sur le cercle ciliaire ne se développent pas seulement des exsudats : Galezowski[1] aurait également rencontré à ce niveau des hémorragies en nappe, survenant à la troisième période de la syphilis et dans le cours ou à la suite d'une choroïdite syphilitique commune : traitées par les frictions mercurielles prolongées, les lésions n'ont pas tardé à rétrograder.

Donc, à la seule spécificité, Galezowski attribue les lésions (exsudats ou hémorragies) de la région ciliaire; et Courserant lui-même, n'est-il pas près de reconnaître dans cette choroïdite l'influence indéniable de la vérole, puisqu'au chapitre du traitement, il donne la priorité au mercure.

Les auteurs avaient jusqu'ici attribué les diverses choroïdites localisées à la région postérieure et, en particulier, la choroïdite disséminée, soit à de fortes ectasies posté-

[1] Galezowski, Des hémorragies du cercle ciliaire (*Ann. de dermat.*, 1893).

rieures dues à la myopie, soit à l'hypertrophie de la lame vitrée chez le vieillard. S'appuyant sur une assez forte statistique. Adamuch [1] démontre que la syphilis constitue le principal facteur étiologique des choroïdites disseminées, tandis que la choroïdite due aux modifications séniles de la lame vitrée constitue l'infime partie. Sur 16.000 malades qu'il a observés à Kasan, l'auteur a rencontré 40 cas de choroïdite. Sur ces 40, 8 étaient manifestement dus à la syphilis acquise, 3 à la fièvre récurrente, 1 à un traumatisme, les autres cas, soit 28, étaient de nature inconnue. Mais les malades qui en étaient porteurs étaient âgés : 9 de 16 à 26 ans, 6 de 30 à 35 ans, 10 de 40 ans, 2 de 40 à 50 ans; de telle sorte, qu'aucun de ces cas ne pouvait être attribué aux lésions de la lame vitrée. L'auteur serait plutôt disposé à faire jouer un certain rôle étiologique à la *syphilis héréditaire*. A ce propos, il relate plusieurs cas dans lesquels à côté, soit de cataracte congénitale, soit de rétinite pigmentaire, l'une de ces affections frappant un œil, l'autre aurait été trouvé atteint de choroïdite disséminée; ou bien encore, il cite des familles dont l'un des enfants était atteint de rétinite pigmentaire, tandis que l'autre était atteint de choroïdite disséminée.

Dor [2] a eu la rare fortune de pouvoir faire l'autopsie d'un cas semblable, dont la congénitalité ne faisait aucun doute et dont l'origine spécifique, sans pouvoir être affirmée, présentait de nombreuses preuves de probabilité. C'était un enfant mort né, issu d'une mère bien portante, mais

[1] Adamuch, Etiologie de la choroïdite disséminée (*Centralblatt für pr. Augenh.*, 1881).

[2] Dor, Etude anatomo-pathologique d'un cas de choroïdite syphil. congén. (*Arch. d'Opht.*, 1896).

dont le père était inconnu; les deux yeux de l'enfant étaient atteints; les deux rétines étaient parsemées de petites hémorragies punctiformes, surtout abondantes au voisinage de l'*ora serrata;* au sein du stroma choroïdien dans les deux yeux, mais plus abondantes et plus étendues dans l'un, des taches, noires, irrégulières, confluentes vers la macula; dans l'œil où les taches étaient discrètes et peu nombreuses, on remarquait autour de la papille une large tache blanche, que l'auteur croit n'être ni un colobome, ni un staphylome myopique. Bilatéralité de l'affection, hémorragie punctiforme de la rétine et grosse perte de substance de la choroïde l'ont porté à croire qu'il était en présence d'une choroïdite syphilitique.

Mais que l'affection fût ou ne fût pas nettement spécifique, elle n'en présentait pas moins une choroïdite congénitale, à forme disséminée et une choroïdite pure sans association, aucune de pigment du côté de la rétine. Quoique soulevé au niveau des taches, l'épithélium pigmenté de la rétine n'était altéré en aucun point et formait partout une ligne noire, très nette, séparant la rétine de la choroïde. Au niveau cependant de la large et unique tache blanche qui se trouvait dans l'un des yeux, la rétine était légèrement modifiée; elle se trouvait en cet endroit, complètement dépourvue de son pigment, lequel cessait brusquement aux abords de la tache pour reparaître de l'autre côté. Mais là se bornait toute la lésion, les éléments rétiniens ne se trouvaient point modifiés dans leur structure, cônes et bâtonnets étaient absolument normaux.

La choroïdite disséminée sans propagation aucune de lésions à la rétine existait donc bien à l'état congénital; la choroïdite aréolaire que Förster avait jadis décrite comme affection acquise pouvait, elle aussi, être un fruit de l'hérédité et même de l'hérédite syphilitique. Stremguiski[1] l'a rencontré chez deux membres d'une même famille, le père et le fils; ni l'un, ni l'autre n'avaient eu la syphilis, mais le père était issu de parents syphilitiques. Ces deux exemples, au dire de l'auteur, n'étaient pas isolés, car il a soin d'ajouter que la choroïdite aréolaire se trouve fréquemment observée dans la syphilis héréditaire.

Ainsi plus on avance dans l'histoire des affections pigmentaires du fond de l'œil, plus on voit la scission se faire entre ces diverses affections, grâce à ces deux facteurs : l'hérédité et la syphilis; plus on voit toutes ces lésions pigmentaires, choroïdite, chorio-rétinite qui, trop souvent, au début de la science ophtalmoscopique, se trouvaient confondues avec la rétinite prendre une physionomie propre. D'autre part, la rétinite subit aussi certains progrès qui contribuent de plus en plus à la spécialiser. La syphilis qui, jusqu'alors, n'avait pas même été mentionnée parmi les facteurs étiologiques de l'affection, prend tout à coup, une part prépondérante dans la genèse et de la rétinite pigmentaire congénitale et de la rétinite pigmentaire acquise : tout cela, grâce aux travaux de Galezowski, Antonelli, Rollet.

Comme cause de la rétinite congénitale, on ne connaissait guère jusqu'ici que deux facteurs : la consanguinité et l'hérédité et, sous le nom d'hérédité, on entendait toutes les tares susceptibles de transmission, tuberculose, scro-

[1] Stremguiski, Hérédo-syphilis à la 2e génération (*Wratch*, n° I, 1897).

fule, sauf la syphilis. C'est grâce aux recherches communes des syphiligraphes et des ophtalmologistes que la véritable étiologie de la rétinite pigmentaire congénitale est sur le point d'être établie : la rétinite pigmentaire congénitale ne serait point, à proprement parler, une lésion de *nature* syphilitique, puisqu'on l'a rencontrée rarement, il est vrai, mais quelquefois cependant, chez des malades issus de parents, indemnes de toute tare spécifique ; que rien dans ses manifestations ne rappelle la syphilis; qu'enfin, le traitement mercuriel ne peut rien ou à peu près contre son évolution ; elle est au contraire d'*origine* syphilitique, c'est-à-dire que la syphilis étant, de toutes les causes dystrophiantes de l'espèce humaine, celle qui conserve le mieux sa virulence à travers les temps, est aussi celle qui, mieux que la tuberculose, mieux que l'alcoolisme, mieux que le paludisme, crée ce trouble de développement, cet état d'infériorité de certains points de l'organisme, qui rend celui-ci, à un certain moment de son évolution, tout à fait impropre à la lutte et permet à la maladie de se déclarer. Donc, à l'état congénital, la rétinite pigmentaire pourrait prendre place parmi les affections para-hérédo-syphilitiques.

A l'état acquis, l'affection serait peut-être plus que para-syphilitique, elle serait réellement syphilitique ; à l'état congénital, aucun signe ne la distingue des rétinites dues à une autre cause que la syphilis ; la forme acquise au contraire, nous le verrons plus loin, se distingue nettement des rétinites dues à un autre virus par la forme du pigment.

En tout cas, la rétinite pigmentaire syphilitique acquise doit sa première description à Rollet, qui, dans son *Traité d'ophtalmoscopie* lui consacre tout un chapitre, appuyé sur trois observations, résumé succinct de celles que nous publions à la fin de ce travail. D'autres avant lui avaient pu effleurer le sujet ; on avait parlé de syphilis, comme cause possible de la rétinite pigmentaire acquise, mais nul n'avait osé affirmer le fait, nul surtout n'avait rien écrit avec preuves indiscutables à l'appui.

Cependant, de même qu'à l'état congénital, à l'état acquis, la syphilis ne constitue point la seule cause possible. De Germaix d'Alger, on possède un cas type de rétinite pigmentaire acquise due à la variole. Ce cas où les symptômes classiques se retrouvent au complet, se fait surtout remarquer par la prompte efficacité du traitement. D'Antonelli, nous possédons la première observation de rétinite pigmentaire acquise, due à la fièvre palustre.

Comme nous le verrons dans le cours de cette étude, si la fièvre palustre, la variole, la fièvre typhoïde, en un mot, toutes les affections virulentes autres que la syphilis, n'engendrent pas toujours à elles seules la rétinite, dans nombre de cas, elles contribuent énormément à son développement. Du reste, il est à prévoir que, grâce à l'étendue prise de jour en jour par la science ophtalmoscopique, l'étude de la rétinite pigmentaire acquise, ira toujours en se développant, en se perfectionnant.

CHAPITRE II

ÉTIOLOGIE

La cause déterminante de la rétinite pigmentaire acquise est, à n'en pas douter, un poison, et un poison d'une rare virulence. Ce poison, dans l'affection présente, nous est donné par la syphilis. D'autres agents, l'hématozoaire de la fièvre palustre, le microbe de la variole peuvent également engendrer la rétinite pigmentaire, mais bien moins fréquentes sont leurs localisations au niveau de l'œil et surtout de ses membranes profondes.

Donc la syphilis est une des causes initiales et la plus fréquente de la rétinite pigmentaire acquise. Mais elle n'est que la cause déterminante, il existe nombre d'autres causes prédisposantes sans lesquelles le virus syphilitique ne pourrait rien. Pour que la semence pousse et soit fertile, il faut un terrain *ad hoc* : c'est ce terrain qu'il s'agit de connaître.

I. De la lecture des diverses observations de rétinite pigmentaire acquise, non seulement de celles relatées à la fin de cette thèse, mais encore des quelques-unes éparses dans la littérature ophtalmoscopique : les deux d'Hocquard et celle de Germaix d'Alger en particulier; une impression se dégage, prend jour, à savoir que la rétinite pigmentaire survient chez des *débilités*, chez des *détériorés*, débilités par un surmenage peu fréquent, des privations de toute sorte, détériorés par une infection antérieure, souvent de date récente.

Ainsi les malades que nous avons eu à examiner étaient tous gens peu fortunés, qui souvent avaient enduré des privations, et qui, pour satisfaire aux exigences de leur profession, avaient dû s'exposer à toutes sortes d'insalubrités; l'un d'eux travaillait journellement au fond des tranchées, dans les souterrains, au sein d'une atmosphère humide et souvent même pestilentielle, il était fontenier; un autre était employé dans une usine au maniement des acides, des teintures de toutes sortes, et, la question de toxicité mise à part, se trouvait exposé de la sorte à une chaleur humide et malsaine. Ajoutez à cela des journées fort surchargées, parfois une nourriture insuffisante, peu rémunératrice, et l'on aura devant les yeux une première cause d'ébranlement de la cellule humaine, de déviation hors de son évolution normale, selon l'expression des bactériologistes : cause capable parfois de produire à elle seule des désordres assez graves, une perturbation des éléments anatomiques au niveau de la rétine. Ces deux malades que cite Hocquard, dont l'un était capitaine d'artillerie, l'autre soldat de la garde républicaine, et qui tous deux furent atteints presque brusquement de rétinite pigmentaire acquise, qu'avaient-ils à leur actif autre chose qu'un surmenage physique et des souffrances de toutes sortes endurées durant le rude hiver de 1870.

Or, si la misère physiologique a été capable de provoquer dans l'organisme, et en particulier du côté de l'organe de la vision de pareils désordres, quoi d'étonnant à ce que l'on puisse la compter au nombre des causes prédisposantes de la rétinite pigmentaire syphilitique acquise.

II. A côté de ce premier facteur étiologique, capable à lui seul d'ébranler l'organisme et de le placer dans un état de moindre résistance s'en place un second : l'*alcoolisme* encore plus grave, plus perturbateur que le premier, puisque le premier n'était qu'anémiant, que le second est déjà toxique. Or, que la cellule ainsi intoxiquée vienne à entrer en lutte avec une bactérie quelconque, il est facile de comprendre (l'expérimentation, du reste, le démontre) que son pouvoir bactéricide aura énormément faibli et que les phagocytes n'apporteront plus dans la lutte la même ardeur. Voilà donc une cause adjuvante qui, chez deux de nos malades, alcooliques avérés, n'a pas dû peu contribuer à l'éclosion de leur mal.

III. Enfin, un troisième facteur, un toxique également, mais un toxique pouvant revêtir une virulence plus prononcée encore que l'alcool et tous les poisons externes, c'est la *toxine bactérienne*. Cette toxine peut, par des passages successifs du microbe à travers des organismes différents, acquérir une virulence vraiment extraordinaire. C'est même ce qui explique la plus grande gravité des affections infectieuses en temps épidémique. Il est donc de toute évidence que mieux encore que la misère physiologique, mieux que l'alcool, elle diminuera la résistance organique et sera même capable de produire une dégénérescence de la rétine tout comme la syphilis. La rétinite consécutive à la variole, consécutive à la fièvre palustre, est, en effet, un fait acquis; de cette dernière nous apportons même une observation, la seconde publiée jusqu'à ce jour. De plus, dans les six observations de rétinite syphilitique que nous relatons, nous avons toujours noté au nombre des antécédents personnels, soit la fièvre typhoïde, soit la variole ; il nous est donc permis de croire que ces infections antérieures avaient déjà largement préparé le terrain. Un doute même peut naître dans l'esprit de l'observateur attentif, celui de savoir si parfois la lésion n'aurait point été créée déjà par l'infection à laquelle a succédé l'infection syphilitique. Ainsi s'expliquerait l'identité morphologique des lésions que l'on a pu rencontrer quelquefois et qui n'éveille en rien l'idée de syphilis. Quoi d'étonnant, par exemple, à ce que la rétinite à forme étoilée que nous rencontrons dans l'observation II ait été déterminée par la fièvre typhoïde dont notre malade avait été atteinte quelques années auparavant. La région de la macula jouant dans la vision le principal rôle et se trouvant la dernière atteinte dans la rétinite pigmentaire, on se demande si la rétinite n'a pas pu débuter bien avant l'époque où elle s'est manifestée par des signes de toute évidence. En tout cas, le virus syphilitique n'a pas à lui seul créé la lésion, il a trouvé un terrain préparé, une cellule qu'une première attaque avait déjà dévié de sa marche normale, et qui, malgré la disparition de l'agent causal continuait à progresser dans cette voie (expérience de Charrin, 1887). Il s'agirait donc de savoir dans un cas aussi complexe que celui-ci ce que la rétinite doit à la première infection, ce qu'elle doit à l'infection syphilitique ; si la première atteinte n'avait fait que préparer le terrain, ou si, ayant provoqué les lésions rétiniennes, l'addition du virus syphilitique n'avait été que le coup de fouet qui précipite et aggrave la marche. Du reste, entre le terrain prêt à recevoir la semaille et l'éclosion de cette semence, il n'y a qu'une affaire de degré, une question de plus ou de moins.

En somme, bien souvent, on pourrait même dire d'une façon constante, la syphilis ne s'établit point sur un terrain neuf, vierge de toute tare, indemne de toute lésion : ceci, bien entendu, n'a trait qu'à l'affection qui nous occupe, c'est-à-dire que chez les individus épuisés par des affections précédentes, la syphilis ne se contente point des manifestations vulgaires de la peau et des muqueuses, elle se localise, de plus, sur certains organes, et ces organes, objet de sa prédilection, sont ceux-là même qui ont été le plus *touchés par les affections antérieures* ou qui se trouvent, du fait de quelque *malconformation native*, dans un état d'infériorité évidente. Ces affections, nous les connaissons pour les avoir passées en revue au début de ce chapitre, reste les malconformations vitales, étudions-les.

IV. Au cours de nos divers examens ophtalmoscopiques, nous avons pu remarquer ce fait que l'œil atteint de rétinite pigmentaire acquise était toujours ou *hyperope* ou emmétrope, jamais myope, ce qui constitue un bon signe différentiel d'avec la rétinite pigmentaire congénitale où l'on trouve toujours, au contraire, la myopie.

Or, cet état de la réfraction est-il susceptible d'avoir pu jouer un rôle dans la genèse de l'affection et d'avoir été une des causes occasionnelles ? Tout semble le prouver. Supposons un homme dont tous les organes sont sains, dont la vision seule n'est point parfaite et présente un vice de réfraction, soit statique, soit dynamique, soit les deux à la fois, s'il a atteint la quarantaine. A ce vice, il n'a jamais remédié et, ainsi outillé, il s'est livré à des travaux assez minutieux, exigeant un certain effort d'accommodation; de plus, il accomplit souvent ces travaux sous une clarté lumineuse tout à fait insuffisante : double cause de fatigue pour son muscle ciliaire, qu'il surmène, qu'il énerve. Survienne la syphilis ou toute autre affection virulente, elle se cantonnera au sein de l'organe affaibli de l'œil.

Le cas de cet homme est celui de tous les malades atteints de rétinite pigmentaire acquise. En effet, tous les sujets dont nous mentionnons l'observation à la fin de notre thèse étaient soit hyperopes, soit emmétropes; tous étaient occupés à un travail de près, l'un était tisseur, l'autre tourneur, un troisième menuisier; ce travail ne s'effectuait pas toujours sous un bon éclairage, l'un d'eux travaillait sans cesse dans le souterrain, de plus, le manque d'exercice, l'attitude baissée de la tête pendant le travail, la chaleur de l'air ambiant étaient autant de causes qui ne pouvaient que favoriser la congestion de la tête et par là même celle de l'œil.

Il faut ajouter à cela que les diverses affections antérieures, dont ces malades avaient pu avoir à souffrir, variole, fièvre palustre, fièvre typhoïde, voire même alcoolisme, avaient touché leur organisme à un tel point que leur muscle ciliaire en était demeuré affaibli et que, partant, leur accommodation s'en trouvait moins étendue.

Enfin si, à l'époque où nous avons examiné ces malades, nous les avons tous trouvés emmétropes, sauf un seul, il ne s'ensuit pas que, primitivement, ils ne se soient tous trouvés hyperopes.

C'est un fait acquis qu'avec l'âge la réfraction de l'œil augmente et que, par conséquent, l'hyperopie diminue tandis que la myopie progresse. Et cette augmentation de la réfraction doit être sûrement plus prononcée encore dans le cas présent. Ici, en effet, on se trouve en présence de sujets affaiblis déjà, comme nous l'avons vu, par des affections antérieures, affaiblis de plus par une affection présente, la syphilis. A cet affaiblissement qui porte sur tout l'organisme se joint l'effort du muscle ciliaire, effort commandé par ce besoin de voir plus distinctement ce que la rétine se refuse à voir par suite des troubles survenus dans sa fontion. On comprend sans peine que ce muscle anémié, soumis à une contraction perpétuelle, fasse subir à l'œil un changement de forme, un allongement de son axe.

C'est donc un fait possible, presque certain que tous les sujets atteints de rétinite pigmentaire acquise sont des hyperopes et peut-être même des hypéropes assez avancés puisque, après plusieurs années d'une contraction ciliaire continue, d'une fatigue à toute épreuve, nous les trouvons emmétropes, parfois même hyperopes d'une ou deux dioptries.

Peut-être objectera-t-on que si tous les sujets que nous avons rencontrés étaient hyperopes, il ne s'ensuit pas qu'on ne puisse à l'avenir en rencontrer de simplement emmétropes et même de myopes? Eh bien, à cette hypothèse nous ne saurions souscrire. Il n'est point de travail, aussi minutieux soit-il, que l'emmétrope ne puisse effectuer sans fatigue. L'on ne vit jamais un emmétrope se plaindre d'arthénopie, à moins que des causes adjuvantes ne soient venues placer l'accommodateur dans un état d'infériorité marquée, qui l'ait empêché de fonctionner librement. De même, il semble difficile qu'un œil myope puisse s'exposer à la fatigue : la vision de près lui est en effet non seulement possible mais même naturelle ; pour la vision de loin, elle lui est impossible, même au prix des plus grands efforts, puisqu'elle dépend non de l'accommodation mais de la structure anatomique de l'œil ; or, lui étant impossible, l'œil ne peut s'efforcer de l'acquérir. Il est donc peu probable, puisque l'œil emmétrope et l'œil myope sont à l'abri de toute fatigue, de toute arthénopie, puisque rien ne les place dans un état d'infériorité marquée, qu'ils deviennent le lieu d'élection d'un virus.

On n'en pourrait pas dire autant de l'*astigmie*. Combinée à la myopie, elle passe souvent inaperçue ou plutôt elle ne donne lieu à aucun trouble nutritif de l'œil, attendu qu'elle ne se corrige point par des contractions correctrices et qu'elle se révèle seulement par une vision moins nette, moins précise. Combinée au contraire à l'hyperopie, tout comme cette dernière, elle se corrige par des contractions partielles. Ces contractions, jointes aux contractions générales, exigent du muscle ciliaire un surcroît de travail qui, à la longue, le fatigue, l'épuise.

En résumé, si l'on part de ce principe que l'œil, pour subir l'attaque du virus, doit se trouver dans un état d'infériorité organique, si d'autre part l'on réfléchit que seule l'hyperopie simple ou associée à l'astigmie est capable de produire cette manière d'être et que la clinique répond à notre hypothèse, on en conclut que l'œil atteint de rétinite pigmentaire acquise syphilitique ou non est un œil hyperope.

Donc, pour nous résumer, nous osons prétendre que la syphilis ne joue dans la genèse de la rétinite pigmentaire syphilitique acquise qu'un rôle de cause déterminante, que pour voir son action s'exercer d'autant plus sûrement un certain nombre de causes adjuvantes sont nécessaires ; ces causes se peuvent réduire à quatre : les *misères physiologiques* de toute sorte, l'*alcoolisme*, les *infections générales antérieures*, le surmenage du muscle ciliaire par suite d'un *vice de réfraction*.

CHAPITRE III

LES SYMPTOMES

La rétinite pigmentaire syphilitique acquise se dévoile à l'observation par un certain nombre de signes. Les uns, d'ordre tout à fait *objectif*, sont rendus manifestes, grâce à l'ophtalmoscope, ce sont l'état des vaisseaux, la forme du pigment, l'état particulier de la papille, de la macula, du fond de l'œil, de la choroïde, du vitré; les autres entièrement *subjectifs*, se reconnaissent à la simple observation, ce sont l'héméralopie, le rétrécissement concentrique du champ visuel. Enfin l'affection peut *se compliquer* de divers accidents : névrite, cataracte, paralysie des muscles de l'œil, iritis, kératite.

Le **rétrécissement des vaisseaux** débute au niveau des capillaires, aussi bien au niveau de ceux beaucoup plus nombreux qui embrassent la région équatoriale, qu'au niveau des rares qui serpentent à la surface de la papille. La lésion progresse ensuite avec plus ou moins de rapidité de la périphérie au centre, sans jamais léser toutefois le tronc central extra-papillaire, de telle sorte que les vaisseaux périphériques se trouvent déjà complètement atrophiés, alors que le tronc artériel présente tout au plus un léger épaississement. Cette marche de la dégénérescence des vaisseaux intra-rétiniens, que des coupes faites par Guaita sur différents points de leur parcours a pu révéler, telle que nous venons de l'établir, peut très bien se diagnostiquer sur le vivant, au moyen de l'ophtalmoscope.

Si l'on se sert de l'image droite, laquelle permet mieux d'embrasser l'ensemble du champ visuel, on voit tout d'abord les artères miroiter moins bien sous l'effet de la lumière réflectée par le miroir; la double ligne rouge séparée par un espace intercalaire plus clair, qu'elle présente à l'état normal, tend à s'effacer; d'autre part, le calibre des veines, en raison de ce double fait qu'elles ont tout comme les artères à subir les atteintes du virus, et que l'apport sanguin étant moindre, moindres aussi sont les déchets éliminés, ce calibre, disons-nous, leur est presque égal (de telle sorte qu'on ne peut se baser sur une comparaison entre les diamètres respectifs des artères et des veines pour conclure à une atrophie); enfin les artères suivent un trajet plus rectiligne, sans que les veines se puissent distinguer par l'état de tortuosité qui leur est si fréquent. Si bien que pour distinguer les artères des veines, l'observateur doit avoir recours à un artifice : il doit exercer avec le doigt une légère pression sur le globe de l'œil à travers la paupière supérieure; de la sorte, tout ce qui est artère disparaîtra et ne reparaîtra qu'au moment de la systole ventriculaire : c'est là le phénomène dit du pouls artériel.

Voilà ce que l'on observe durant la première période de

l'affection, mais plutôt vers la fin de cette période ; en effet, tout à fait au début, le rétrécissement, la sclérose des vaisseaux est loin d'être rigoureusement concentrique; c'est un rétrécissement, une sclérose *par plaques*. L'affection débute vers la région équatoriale, c'est-à-dire au niveau des vaisseaux de plus petit calibre, mais elle ne frappe pas uniformément toute la région, elle n'atteint pas tous les vaisseaux, elle se localise un peu au hasard, sur certains points plutôt que sur d'autres, et ce double caractère de n'affecter que les petits vaisseaux et que certains d'entre eux, elle le tient de la syphilis dont elle émane.

En tant qu'infectieuse, l'artérite syphilitique en général se rencontre de préférence au niveau de la petite circulation. La clinique nous confirme le fait[1] et la pathogénie nous l'explique[2]. En effet, à son niveau, le sang ayant un cours moins rapide, le microbe se trouvera plus longtemps en contact avec la paroi. D'autre part, en vertu de ce même principe et en vertu aussi de la résistance moins grande des vaisseaux de petit calibre, les toxines secrétées créeront au niveau de ces derniers une cause d'irritation et une artérite en résultera.

De plus, la syphilis imprègne l'artérite de son cachet propre ; la syphilis, en effet, est un peu *anarchiste* dans ses attaques, suivant une heureuse expression de Fournier, elle frappe un peu au hasard et sans méthode ; il est donc tout naturel que ses lésions au niveau de la rétine portent l'empreinte de ce caractère spécial et que la sclérose, au

[1] Landouzy et Siredey, *Rev. de médecine*, 1887, p. 805. Huguenin, th. de Paris, 1891, p. 31.
[2] *Traité de médecine de Charcot*, t. V, p. 877.

lieu d'être générale, se présente seulement par îlots séparés par des intervalles sains.

Cette sclérose par îlots, *par plaques*, serait plutôt mise en évidence à l'aide de coupes anatomiques portées sous le champ du microscope, elle n'échappe cependant pas toujours à l'examen ophtalmoscopique. Sans doute, la chose n'est parfois pas des plus commodes, mais il est permis cependant quelquefois de dépister une certaine différence, soit dans le calibre, soit dans la teinte de deux artérioles voisines, et même sur une même artériole entre deux points voisins. Cette différence échapperait-elle à l'œil, il resterait deux signes plus manifestes qui découlent, nous le verrons plus loin au chapitre de la pathogénie, du rétrécissement des artères, à savoir : l'émigration du pigment et l'atrophie de la choroïde.

Ces deux signes ne sont, en effet, que la conséquence d'une même cause : la sclérose des artères. Un de nos dessins, l'O.D de l'observation II, est bien à même de nous faire toucher du doigt cette particularité. On y voit des amas de pigment réunis en forme d'îlots et au-dessous l'atrophie limitée, circonscrite de la choroïde.

Il est rare cependant de surprendre toujours cette lésion à sa période de début, soit que l'examen ophtalmoscopique n'ait pas toujours été pratiqué au début de l'affection, soit que l'affection ne soit pas restée longtemps à ce premier stade de son évolution. Au contact de ces espaces frappés de mort, le reste des petits vaisseaux ne pouvant plus assurer librement leur fonction, ne tarde pas à s'atrophier, si bien que le rétrécissement des capillaires de la rétine s'étend bientôt à toute la région équatoriale, comme dans les rétinites pigmentaires d'origine non syphilitique. Nous assistons alors à la fin du premier stade.

A un stade plus avancé, les artères complètement obstruées ne laissent plus pénétrer les globules à travers leur lumière trop rétrécie : elles sont d'une minceur extrême, beaucoup plus rétrécies que les veines, lesquelles semblent par comparaison conserver un calibre assez fort qu'explique le nouveau courant, qui s'est établi au sein de la rétine, grâce à la participation de la choroïde et que nous exposerons longuement plus loin au chapitre de la pathogénie.

Dans une dernière étape, l'atrophie étant de plus en plus complète, il ne reste plus de l'ancien réseau que quelques cordons grisâtres, qui émergent d'un demi-diamètre papillaire au plus en dehors de la papille : ainsi dans l'observation de rétinite pigmentaire acquise d'origine palustre, que nous mentionnons plus loin et qui présente avec la rétinite d'origine syphilitique tant de points communs, on ne trouve plus qu'un seul vestige d'artère, l'artère temporale inférieure, laquelle encore ne dépasse pas le bord papillaire. Toutes les autres artères se sont sclérosées, atrophiées et n'ont plus laissé de trace : des veines il ne reste plus que les veines temporales, les veines nasales ont disparu.

Cette dernière étape semble être particulière à la rétinite pigmentaire acquise ; il est vrai que, enrayée dès le début, l'affection peut ne pas arriver à ce stade ultime ; malheureusement très souvent celle-ci marche avec tant de rapidité, ainsi qu'en témoigne la deuxième de nos observations, qu'il n'est guère possible d'enrayer le mal en temps opportun.

Dans la forme congénitale nous ne rencontrons point une évolution aussi rapide, les vaisseaux n'arrivent point même lentement, à une destruction aussi complète.

Nulle part dans les rétrécissements vasculaires symptomatiques des autres affections oculaires, atrophie optique, névrite, glaucome, on ne rencontre la même marche, la même localisation du processus. Dans le glaucome, la dégénérescence artérielle est simultanément aussi avancée près du pôle qu'à l'équateur ; de plus, les deux lésions, disparition des fibres nerveuses et endartérite oblitérante, marchent de pair. Dans les atrophies primitives cérébrale ou spéciale, blanche ou grise, mais surtout la forme grise, le processus destructeur des vaisseaux marche du centre à la périphérie et est toujours consécutif, à la disparition des fibres nerveuses de la rétine et du nerf optique. Enfin, dans les atrophies post-névritiques, le processus se localise dans un espace péri-papillaire, large d'un ou deux diamètres papillaires : les vaisseaux offrent en cet endroit un double liséré blanchâtre.

II. Comme nous l'apprend la pathogénie, le phénomène le plus direct qui découle de l'état des vaisseaux, de leur rétrécissement, c'est l'**émigration du pigment.** Ce pigment revêt plusieurs formes différentes :

1° Une forme circinée (Rollet) ;
2° Une forme étoilée ;
3° Une forme en grappe de raisin ;
4° Une forme en pointillé.

1° La forme *circinée* ou plus exactement en demi-cercle, en fer à cheval, est pathognomonique de la syphilis, mais à certaines périodes de son évolution ; aussi la rencontre-t-on très nette et très précise dans les roséoles tardives, celles qui surviennent un an, deux ans et plus après l'apparition du chancre ; on la rencontre encore non moins typique dans la forme papulo-squameuse de l'éruption. La forme et la disposition des foyers au niveau de la rétine est absolument semblable, la couleur seule diffère. Mais selon que ces cercles et ces demi-cercles resteront isolés, ou qu'au contraire ils se grouperont ensemble, il en résultera des dessins tout différents les uns des autres :

Le pigment en forme de cercle complet est rare, nous ne l'avons rencontré que fort peu souvent au cours de nos examens ;

Le pigment en forme de demi-cercle, de croissant, est plus fréquent, il existe assez fréquemment dans l'observation I, mais on le retrouve également quoique plus rare dans les observations IV et V ;

Le pigment en forme d'X se rencontre dans l'observation I ; il est la résultante de deux demi-cercles soudés ensemble par leur bord convexe ;

A un degré plus avancé, le pigment revêt la forme d'un corymbe, c'est-à-dire qu'au centre d'une couronne formée par des demi-cercles unis entre eux par leur bord convexe se trouvent dessinés un cercle, parfois deux ;

Enfin, dans un dernier mode de groupement, les cercles s'unissent entre eux et affectent la même disposition que les alvéoles dans un gâteau de miel.

2° La forme *étoilée* se caractérise par de petits amas de pigment que l'on a comparés tantôt à des étoiles, tantôt à des corpuscules osseux, à des ostéoblastes, tantôt à des hirondelles étalant leurs ailes, tantôt à un feutrage de cellules, tantôt à une toile d'araignée. Or, ces diverses appellations ne doivent point être prises l'une pour l'autre, chacune d'elles a sa raison d'être. Si l'hirondelle volante et l'ostéoblaste présentent une forme identique, il n'en est pas de même de la pigmentation en lacis de cellules ou en toile d'araignée. Veut-on avoir de la rétinite en ostéoblastes, en vol d'hirondelles, une image visible à l'œil nu? Qu'un soir d'été au moment du crépuscule, alors que des nuées d'hirondelles s'abattent dans l'espace, que la teinte pâle de la lune commence à se dessiner et que les buées émanées de la surface terrestre donnent à l'atmosphère un reflet gris jaunâtre, qu'à ce moment placé au fond d'un ravin on jette les yeux sur la voûte céleste et l'illusion sera complète. Que le vol des hirondelles s'effectue par plusieurs groupes ou en un seul et les deux formes de rétinite étoilée, la forme disséminée et la forme policyclique se présenteront également à la vue :

Dans la forme en feutrage de cellules, les petits amas pigmentaires, au lieu d'être isolés, sont unis entre eux par leur prolongement ; nous n'avons point rencontré cette forme dans la rétinite pigmentaire syphilitique acquise, mais notre observation de rétinite pigmentaire d'origine palustre en représente bien un type parfait ;

La forme en toile d'araignée diffère de la précédente par la ténuité de son feutrage, l'absence d'amas pigmentaire central d'où émergent les prolongements ;

Enfin, il est encore une forme étoilée qui se rapproche plus spécialement du genre d'arborisation que revêt la mousse ; c'est cette forme que l'on trouve très nettement représentée dans les planches XXIX et XXX de l'atlas de Haab.

3° Dans une troisième forme, la forme *en grappe*, on

retrouve réunies en quelque sorte les deux formes précédentes ; c'est, d'une part, la forme étoilée que rappelle un peu le squelette même de la grappe, d'autre part la forme circinée que représente l'extrémité renflée et arrondie de ses branches. De cette forme nous trouvons un exemple au niveau du quadran inféro-interne de l'œil droit décrit dans l'observation IV ; malheureusement cette forme, qui se dessinait très nettement lors de notre premier examen, s'était légèrement effacée lors de notre second examen un mois après ; le traitement ioduré auquel nous avions soumis notre malade durant ce laps de temps n'était sans doute pas étranger à ce changement.

4° La forme *en pointillé* rappelle un peu la configuration de même forme (papule en pointillé) que l'on rencontre dans de rares cas au niveau de la peau à la période secondaire. Haab, dans la planche XXXI de son atlas, en donne la reproduction typique ; il s'agit d'un cas dû à la syphilis congénitale. De plus, son dessin revêt la forme disséminée, le nôtre représenté à la planche III présente une ponctuation par petits foyers.

Les formes de rétinite pigmentaire acquise que nous venons de décrire présentent encore un caractère commun ; le pigment ne se localise point systématiquement à la région équatoriale comme c'est le fait dans la forme congénitale. Il revêt parfois cette distribution anarchique qui est le propre de la syphilis constitutionnelle, à savoir que les amas de pigment sont jetés comme au hasard à la surface de la rétine, sans coordination, sans discipline. Ce caractère tient sans doute à la nature inflammatoire des lésions acquises, tandis que les lésions congénitales sont de nature purement dystrophique.

Le pigment se localise en général au niveau des fibres superficielles ; ainsi dans la forme circinée, il est facile par l'examen à l'image droite de le voir filtrer à travers ces fibres et affecter ainsi l'aspect d'un grillage, d'une bande non continue présentant des espaces tour à tour sombres et clairs ; de plus, les vaisseaux qui anatomiquement passent au travers de la couche fibreuse, disparaissent au niveau des dépôts pigmentaires pour reparaître plus loin.

A côté de ces formes principales de l'émigration du pigment au travers de la rétine, on en rencontre *d'autres unies à elles* pouvant peut-être même exister séparément quoique n'ayant pas encore été signalées ; il s'agit de la teinte plombée, ardoisée du fond de l'œil d'une part, de la pigmentation diffuse de la rétine de l'autre.

Ces deux lésions qui, rencontrées chez le vieillard, sont considérées comme étant du domaine physiologique, rencontrées chez l'adulte, témoignent toujours d'un état pathologique d'essence syphilitique. Antonelli les a rencontrées très souvent chez les dégénérés et en fait deux stigmates rudimentaires de la para-hérédo-spécificité. Ainsi que le démontrent quelques-unes de nos planches, les deux lésions peuvent aussi exister dans la syphilis acquise.

A notre avis, la teinte ardoisée constituerait une forme de la pigmentation de la rétine due à une diffusion uniforme des molécules pigmentaires et des molécules dégénérées et atrophiées de par l'état d'anémie de l'élément sécréteur ; la dépigmentation diffuse constituerait le second stade de cette forme, provoqué soit par l'atrophie plus complète de leurs molécules, soit par leur simple résorption.

III. Un trouble dérivant également du rétrécissement des artères est le **changement de coloration de la papille**, son atrophie progressive.

La papille dans la rétinite pigmentaire acquise ne présente plus la teinte rosée normale, elle est décolorée, mais cette décoloration sera plus ou moins prononcée selon le degré de virulence de l'affection ou selon qu'elle sera arrivée à un stade plus ou moins avancé de la maladie. Cette décoloration ne ressemble ni à la teinte blanc de neige de l'atrophie blanche, ni à la teinte grise de l'atrophie grise ; c'est qu'elle ne résulte ni de la raréfaction, de la disparition des éléments fibreux comme dans l'atrophie blanche ni de la transformation fibrillaire des cylindres axes comme dans l'atrophie grise.

L'atrophie, que l'on rencontre dans la rétinite pigmentaire acquise, n'est point d'origine extra-oculaire comme l'atrophie blanche et l'atrophie grise ; elle est d'*origine intra-oculaire* et est la conséquence inévitable de la disparition progressive des vaisseaux, du manque de l'apport nourricier, mais comme la lésion marche d'avant en arrière de l'ora serrata vers le pôle postérieur elle n'atteint réellement tout son maximum que lorsque toutes les fibres extra-papillaires ont été détruites.

La teinte de l'atrophie ainsi produite devrait être blanche et il en serait ainsi s'il n'y avait point à compter avec les atteintes antérieures du nerf. En effet, nous verrons plus loin que la névrite est un début fréquent, pour ne pas dire constant, de la rétinite pigmentaire acquise. Le virus, il est vrai, ne fait qu'effleurer les gaines, et la névrite au bout d'un ou deux septennaires régresse assez rapidement. Le nerf néanmoins s'est trouvé touché, les gaines piales et névrogliques, leurs prolongements respectifs ont été lésés, une prolifération cellulaire a pu se produire lors de l'attaque et qui, par la suite, a amené un épaississement des cloisons interfasciculaires et altéré leur transparence. Voilà qui explique la teinte *blanc sale* que présente la pupille, teinte qui est d'autant plus manifeste qu'elle tranche bien souvent sur la teinte blanc de neige de l'excavation physiologique et sur la couleur blanc bleuâtre de l'anneau sclérotical.

IV. Il est une région au niveau de la rétine à laquelle le processus morbide dans sa marche envahissante ne devait point toucher, c'est la **région de la macula.** Le respect de cette région serait même un argument précieux en faveur de la théorie qui prétend faire jouer à la choroïde un rôle de nutrition vis-à-vis de la macula. En effet à son niveau la circulation rétinienne commence à se ralentir, on ne rencontre plus que quelques rares vaisseaux capillaires qui se terminent en forme d'anses autour du bourrelet maculaire; au sein même de la fovea on ne rencontre plus trace de filet sanguin. La rétine semble donc s'être un peu déchargée du soin de subvenir à l'existence vitale de la macula et pourtant une membrane qui joue dans l'acte de la vision un rôle aussi important ne peut se contenter d'une nutrition tout à fait accessoire, elle doit forcément puiser ailleurs que dans la rétine ses éléments nourriciers; la choroïde où l'apport sanguin est si considérable doit sûrement lui venir en aide. Cette hypothèse se trouve du reste confirmée par l'examen anatomique, lequel nous apprend qu'au niveau de la macula la choroïde présente une richesse circulatoire beaucoup plus considérable. Donc, la macula se trouve peu atteinte dans la rétinite pigmentaire et, de ce peu de désordre, l'anatomie nous donne le secret.

Mais si peu accentués que soient ces désordres, quels sont-ils?

Pour mieux les établir il s'agit de connaître l'image ophtalmoscopique à l'état sain. Or, physiologiquement, la macula se différencie très nettement de la fovea : au niveau de la macula la rétine revêt une épaisseur plus considérable, deux de ses couches subissent un épaississement plus considérable, la couche ganglionnaire dont les éléments se multiplient ; la couche granuleuse externe dont les fibres décrivant un trajet oblique occupent un espace plus considérable ; au niveau de la fovea, au contraire, toutes les couches internes jusqu'à la granuleuse externe ont disparu ; cette dernière comprend encore deux ou trois rangées de granulations, mais en retour la couche des cônes et des bâtonnets se trouve augmentée d'épaisseur, mais uniquement composée de cônes ; la couche pigmentaire subit elle aussi un certain épaissement. En résumé, la macula présente l'aspect d'un bourrelet, la fovea d'une fossette.

A l'examen ophtalmoscopique, deux cas peuvent se présenter : — ou bien cette région de la rétine ne se manifeste par aucun signe appréciable et c'est encore là une disposition assez fréquente ; — ou bien, au contraire, elle se distingue de l'espace environnant par des signes distincts, mais ces signes sont différents suivant qu'on examine le fovea de l'œil à l'image renversée ou qu'on l'examine à l'image droite, selon qu'on se sert d'un miroir concave à long foyer ou d'un miroir plan ou convexe.

a) A l'image renversée, la fovea se présente à l'examen

sous la forme d'une tache de forme ovalaire à grand axe horizontal de couleur rouge sombre d'un diamètre égal à celui d'une grosse veine au niveau de son émergence; le bourrelet se manifeste par un anneau blanchâtre plus ou moins brillant de forme également ovalaire à grand axe horizontal; concentriquement à ce dernier, apparaissent parfois deux anneaux, l'un plus rapproché de la périphérie mais moins brillant que le premier et qui est dû à la pente que subit la rétine en descendant dans la fossette, le second encore plus pâle et qui est provoqué par une nouvelle ondulation de la macula.

b) A l'image droite et avec un miroir à long foyer la fovea se manifeste par une tache de couleur rouge noirâtre ; cette tache se trouve entourée par un anneau blanchâtre très brillant; cet anneau qui correspond au cercle le plus pâle que l'on observe à l'image renversée est déterminé par la dernière saillie de la rétine au fond de la fovea.

c) A l'image droite et avec un miroir plan ou convexe, on trouve souvent à l'endroit occupé par la fovea une tache claire entourée d'une zone sombre d'un diamètre assez étroit.

Dans la rétinite pigmentaire acquise deux cas peuvent également se présenter : ou bien l'endroit occupé par la macula ne se distingue du reste du fond de l'œil par aucun signe spécial ; ou bien on trouve à son niveau une tache de forme arrondie mais à contours dentelés, de couleur rouge foncé dans certains cas, noire dans d'autres, de dimension assez considérable, bien supérieure à la normale, représentant environ le tiers et même les deux cinquièmes de la surface papillaire. Cette tache se trouve encadrée par un anneau de largeur différente selon les cas, aux bords échancrés, de teinte blanc brillant dans certains cas, blanc terne, blanc bronzé dans d'autres. L'anneau répond au bourrelet maculaire, la tache à la fossette créée par la fovea. Cet anneau n'est pas toujours entier et se trouve parfois segmenté en deux ou trois tronçons.

Cette dernière disposition de l'anneau n'est point due à un reflet de lumière, attendu qu'on le rencontre aussi bien à l'image renversée qu'à l'image droite, sur quelque point de la macula que l'on projette les rayons. La seule différence réside dans ce fait qu'à l'image droite le dessin est peut-être moins net, moins précis, mais plus large, plus étendu. Cette étendue de la région tient sans doute aux lésions qui l'environnent. Tout autour de la macula au delà d'un diamètre papillaire à peine, la rétine se trouvant complètement bouleversée dans ses éléments, il en résulte des tiraillements au niveau des parties saines; ainsi s'explique la largeur de la fovea, l'anneau incomplet qui l'environne, l'irrégularité de ses contours. Tout autour de la macula, la rétine se présente sous un aspect rosé qui va en s'estompant à mesure que l'on s'en éloigne.

V. C'est une loi pathologique que, lorsqu'un organe se trouve dans l'impossibilité d'assurer sa fonction, un autre lui vient en aide et lui supplée; le rein est-il malade, la peau supplée à sa fonction dans la mesure du possible; les vaisseaux du foie par suite d'une cirrhose de ce dernier se refusent-ils à laisser passer le sang qui provient de la veine porte, les veines de l'abdomen se chargent de la besogne et se dilatent outre mesure. Il est donc rationnel que la choroïde, dont la vascularisation est si riche, vienne en aide dans une certaine mesure à l'organe nutritif défaillant de la rétine, qu'elle s'use même à ce surcroît de travail et, que s'usant, elle s'atrophie. Mais cette atrophie sera une **atrophie diffuse.** Elle ne se localisera point sur telle ou telle région de la membrane ou du moins ne se localisera que passagèrement, elle sera bientôt égale partout et partant ne sera jamais bien prononcée. Ce sera une atrophie, non d'origine infectieuse comme dans la chorio-rétinite, mais bien d'origine mécanique, ce qui expliquerait le moindre degré de la lésion.

A l'ophtalmoscope les gros vaisseaux du stroma apparaissent sous une forme nette et précise, avec une teinte légèrement rosée. Les artères forment un treillis assez serré et uniforme, ils semblent suivre une direction antéro-postérieure et se terminer tout autour de la papille en forme d'anses ; à l'état normal elles occupent le plan postérieur du strome ; et le plan interne se trouve constitué par les veines, mais très souvent à l'état pathologique et c'est ici le cas, celles-ci semblent avoir disparu et l'on ne rencontre que rarement des vésicules tourbillonnant autour d'une veine centrale.

Les interstices des vaisseaux sont d'une teinte assez pâle visant au blanc et laissant soupçonner en arrière la présence de la sclérotique ; parfois au niveau de certains de ces interstices on aperçoit, surtout si l'on se sert d'un miroir à court foyer, un mince lacis de fins vaisseaux, vestiges probables de la chorio-capillaire.

Cet aspect du fond de l'œil se trouve surtout accentué dans la région nasale ; en avançant peu à peu vers la région temporale, le dessin devient moins net ; au niveau de la macula, on ne remarque, du côté de la choroïde aucune altération pathologique.

Cependant, l'image de la choroïde varie quelque peu suivant le mode d'examen employé ; à l'image renversée ou à l'image droite avec miroir concave à court foyer, les détails sont tels que nous venons de le rapporter ; à l'image droite avec un miroir concave à long foyer, un miroir plan et un miroir convexe, l'éclairage étant moins intense, les détails sont plus flous, le coloris moins brillant.

VI. Ce manque de clarté, de précision dans les détails tient également du **peu de transparence du vitré** dans la rétinite pigmentaire acquise. Ce trouble que présente le vitré est d'une ténuité extrême. Il demande pour être saisi une certaine habitude de l'ophtalmoscope. Jamais il n'atteint l'épaisseur de cette poussière qui est un des symptômes souvent le seul appréciable de la chorio-rétinite à l'état aigu et si magistralement décrit par Förster. Il existe entre ces deux sortes de trouble la même différence qu'entre l'épais brouillard d'hiver et la brume légère, qui, dans certaines contrées humides, obscurcit constamment l'espace, même par les plus sèches journées d'été. Que par une de ces journées l'on observe du haut de la colline de Fourvière le ciel que l'on a au-dessus de soi, la ville qui s'étend au dessous : la voûte céleste vous apparaîtra sous une teinte bleu pâle, la ville vous semblera comme drapée dans un linceul de gaze. Telle dans la rétinite vous apparaîtra la rétine au travers du vitré brumeux.

Au reste, ce léger trouble du vitré dans la rétinite pigmentaire ne présente rien que de très plausible ; la choroïde se trouvant atrophiée sur toute sa surface et le rôle lui étant dévolu d'assurer la nutrition du vitré, surtout par sa partie antérieure où elle se trouve en contact plus direct avec cette humeur, il n'y a rien de surprenant à ce que la nutrition en soit troublée et que partant, le liquide perde de sa transparence. Voilà pourquoi dans la chorio-rétinite où les désordres anatomiques de la choroïde sont si profonds, le trouble est lui-même si prononcé et prend même parfois la forme de flocons.

En résumé, l'étude des signes objectifs de la rétinite pigmentaire syphilitique acquise nous montre la destruction progressive de la rétine suivant une direction centripète, et par suite le respect pendant longtemps de la région maculaire par le processus morbide.

Or de cette destruction progressive des éléments anatomiques de la membrane nerveuse de l'œil doit résulter la perte progressive de sa fonction, la fonction visuelle :

Le premier trouble fonctionnel par lequel se manifeste l'affection consiste dans l'abolition de la vision nocturne ou **héméralopie** ;

L'affection progressant, les lésions rétiniennes deviennent plus graves, plus profondes, par suite la vision périphérique diurne **se rétrécit** ;

Enfin, dans un dernier stade, la vision centrale demeurée jusqu'ici intacte, faiblit à son tour et marchant de pair avec la disparition progressive des éléments anatomiques de la macula, peut arriver à la **cécité complète** si un traitement rationnel ne vient arrêter le processus morbide dans sa marche.

1. L'**héméralopie** se rencontre dans l'histoire des

affections de l'œil sous deux formes principales : en tant que symptôme subjectif dans la rétinite pigmentaire, en tant qu'entité morbide dans l'héméralopie dite essentielle.

Ces deux formes peuvent se ressembler par beaucoup de points, mais elles diffèrent essentiellement quant à leur mode de début, à la marche de l'affection, à sa terminaison.

L'héméralope est celui qui se trouve frappé de cécité sitôt qu'il se trouve au sein de l'obscurité et qui recouvre la vision dès qu'il se retrouve en pleine lumière. Cette cécité périodique n'atteint que la vision périphérique, c'est-à-dire la vision nécessaire à l'homme pour pouvoir guider ses pas ; elle respecte la vision centrale, si bien que l'héméralope placé au sein d'une pièce obscure pourra, à la lueur d'une bougie, lire les caractères d'imprimerie les plus fins, ceci bien entendu à la condition expresse qu'aucun vice de réfraction, qu'aucune affection concomitante ne soit venue affaiblir l'acuité de la macula. Tout au contraire, au centre de cette obscurité, il sera impossible au sujet de faire un pas sans se heurter contre les objets qui l'environnent. De plus, la nature de l'obscurité importe peu, le malade cessera de pouvoir se conduire aussi bien pendant le jour s'il pénètre dans un lieu sombre que le soir à l'approche du crépuscule. L'héméralopie présente cependant certains degrés : tel peut encore se conduire le soir lorsque la lune est dans son plein, tel autre distingue encore sous la voûte céleste les étoiles de première grandeur. Mais ces degrés ne dépassent point certaines limites. Charpentier[1] a cherché à préciser ces limites; dans ses

[1] Charpentier, *Archives d'Ophtalmologie*, 1884.

recherches, il conclut qu'une lumière a besoin, pour provoquer chez l'héméralope une sensation, d'un minimum d'intensité trente à soixante fois plus fort que s'il possédait une vision normale. — Avant lui[1], Förster avait, à l'aide de son photoptomètre, examiné un héméralope et il avait trouvé qu'avec une surface de 500 millimètres carrés il ne reconnaissait pas des objets qu'un œil normal reconnait avec une surface éclairante de 7 à 12 millimètres. — Reymond[2], lui, a trouvé qu'à un éclairage moyen l'œil héméralope se comporte à peu près comme l'œil normal : que l'on soumette ensuite les deux yeux, l'œil malade et l'œil sain à un éclairage faible, l'acuité visuelle diminue pour les deux, mais elle tombe plus brusquement et dans une proportion plus forte pour l'œil héméralope que pour l'autre. Donc, l'héméralope ne peut s'adapter aux faibles éclairages ou plutôt il ne s'y adapte qu'après un temps fort long ; une nuit en général suffit, de là cette conséquence fort curieuse que le crépuscule du matin n'incommode en rien l'héméralope, alors que celui du soir le rend aveugle. Cette adaptation n'est du reste qu'une exagération de l'état normal ; quiconque pénètre dans un lieu obscur perd momentanément la vision et doit attendre quelques instants avant de pouvoir la recouvrer. Netter[3], dans ses lettres sur l'héméralope, ne nous raconte-t-il pas qu'ayant un soir rendu visite à des héméralopes en traitement dans une cabine obscure, ce fut lui au début l'héméralope.

[1] Förster, *Archiv für Ophtalm.*, t. XX, 1875.

[2] Reymond, *Annales d'oculistique*, 1870 et 1872.

[3] Netter, Lettres sur l'héméralopie (*Annales d'oculistique*, 1876).

Ainsi décrite, nous rencontrons avons-nous dit, l'héméralopie, non seulement comme symptôme de la rétinite pigmentaire acquise, de la rétinite pigmentaire congénitale, de la chorio-rétinite, mais encore comme syndrome dans l'héméralopie essentielle. Les deux formes, la forme symptôme et la forme syndrome diffèrent entre elles par plusieurs points :

D'abord, par le début; dans la rétinite pigmentaire acquise, comme du reste dans la forme congénitale, l'héméralopie est le premier accident qu'éprouve le malade; il s'est aperçu en pénétrant dans un lieu obscur qu'il voyait un peu trouble ; ou bien le soir à la tombée de la nuit, il a eu de la peine à diriger ses pas. Cette période de début caractérisée par un simple trouble dans la perception des objets mal éclairés, peut se prolonger encore des jours et des semaines, autant de temps du reste que les lésions oculaires resteront peu accentuées ; mais dès que la couche pigmentaire commencera à se désorganiser, qu'à la simple anémie du début, par ralentissement du courant nourricier, succédera la destruction des cellules, les troubles de la vision nocturne deviendront plus complets et auront peu de chance d'aboutir à la guérison. Or, cette destruction progressive des éléments de la rétine affectera une marche différente suivant qu'on se trouvera en présence d'une maladie acquise ou d'une maladie congénitale. Dans la forme acquise, l'affection revêt vite une gravité exceptionnelle. En quelques années l'héméralopie peut devenir complète et ne plus permettre au malade de rien distinguer sitôt dans l'obscurité. Ainsi, chez l'un de nos malades, celui de l'observation VI, la cécité nocturne s'est opérée en quatre ans ; chez celui de l'observation IV, l'évolution a peut-être été un peu plus longue, mais elle a, par contre, acquis un degré plus prononcé. Au contraire, chez le malade de l'observation VII, lequel était héméralope depuis sa naissance, ce n'est que vers l'âge de 38 ans, à la suite de travaux pénibles et malsains qui donnèrent à l'affection le coup de fouet stimulateur, que l'héméralopie commença à prendre un certain caractère de gravité. Dans les observations publiées par Hocquard sur la rétinite pigmentaire congénitale, on retrouve la même lenteur d'évolution.

Pour bien établir la différence, nous avons mis, par une nuit noire, deux de nos observés, celui de l'observation IV et celui de l'observation VII, en présence d'un même foyer lumineux, leur appréciation sur l'intensité lumineuse s'est trouvée fort différente ; pour le sujet atteint de rétinite pigmentaire syphilitique acquise, le foyer était beaucoup moins intense que pour l'autre.

Dans la chorio-rétinite, l'héméralopie n'est jamais aussi prononcée que dans les deux cas que nous venons d'envisager ; elle est proportionnelle au nombre de taches exsudatrices qui infiltrent la rétine ; de plus elle ne se présente jamais seule comme dans les rétinites pigmentaires au début de l'héméralopie essentielle, elle se trouve toujours liée à d'autres troubles qui masquent un peu la netteté de la cécité nocturne; un de ces troubles concomitants est la perte de transparence du vitré qui influe énormément sur la netteté de la vision même pendant le jour ; enfin la rétine, dans les points où elle se trouve atteinte, étant assez profondément lésée, il en résulte des scotomes disséminés qui nuisent également à la netteté de la vision.

Dans l'héméralopie essentielle, au contraire, l'affection marche peut-être encore plus vite que dans la rétinite pigmentaire syphilitique acquise, mais aussi rétrograde plus vite, à moins d'une complication oculaire telle que le xérosis ou la kératomalacie (Gouvea). Mais ces deux complications suffisent par elles-mêmes à différencier l'héméralopie essentielle de l'héméralopie symptomatique. Lorsqu'elles font défaut, l'affection par sa cécité nocturne complète d'emblée, sa modification sous l'effet du traitement, sa disparition possible après une nuit de repos, disparition souvent accompagnée de retour, mais réelle néanmoins, se différencie nettement du symptôme similaire de la rétinite pigmentaire acquise.

En résumé, l'une, l'héméralopie essentielle, évolue à la façon d'une affection aiguë, l'autre, l'héméralopie symptomatique, à la façon d'une affection chronique. Leur symptomatologie ne différant ainsi que sur une question de forme, de degré, une même pathogénie doit leur présider, mais cette pathogénie diffère suivant les auteurs :

Reymond[1] attribue l'héméralopie à la présence de petits scotomes situés dans le champ visuel à partir d'une certaine zone autour du point de fixation et s'étendant quelquefois jusqu'à la périphérie. A un faible éclairage, l'œil normal reconnaît encore les objets qui forment de grandes images rétiniennes, « mais, dit Reymond, si l'œil héméralope essaye dans l'obscurité de corriger sa vision en augmentant les images rétiniennes, les contours de celles-ci finissent par tomber dans la région des scotomes et ils seront vus indistinctement. »

[1] Reymond, *loc. cit.*

Macé et Nicati[1] au contraire, attribuent l'héméralopie à une dyschromatopsie, à un daltonisme pour le bleu. En effet, de deux objets, l'un rouge, l'autre bleu, vus également clairs à la lumière du jour, à la tombée de la nuit, ou dans l'obscurité, le premier paraîtra beaucoup plus sombre, le second beaucoup plus clair. C'est ainsi que l'uniforme du soldat se distinguera au loin, pendant le jour, par son pantalon rouge, le soir par sa capote bleue. Donc, à un faible éclairage, les objets sont visibles grâce aux rayons bleus qu'ils émettent; que la vision pour le bleu soit abolie et le sujet devient héméralope.

D'après Parinaud[2] la cause de l'héméralopie résiderait dans un manque de sécrétion du pourpre rétinien. En effet pour pouvoir distinguer dans l'obscurité les objets qui nous environnent, la sensibilité de la rétine doit se trouver augmentée au contact de cette obscurité. Or, l'expérimentation nous apprend que, après un séjour de vingt minutes dans l'obscurité, la sensibilité de la rétine se trouve augmentée dans des proportions notables, mais variant pour les différentes parties du spectre. D'autre part, l'observation nous fait connaître que la partie centrale du champ visuel, uniquement constituée par les cônes, se trouve normalement atteinte de cécité dans l'obscurité, témoin ce fait que, lorsque après le coucher du soleil nous nous attardons à lire en pleine campagne, il arrive qu'à un certain moment nous ne pouvons plus

[1] Nicati, *Annales d'oculistique*, 1881; *Archives d'opht.*, 1895.

[2] Parinaud, Les nouvelles idées sur les fonctions de la rétine (*Arch. d'opht.*, 1896, p. 87).

poursuivre la lecture, comme si la nuit était arrivée tout à coup, tandis que nous pouvons continuer à marcher.

Donc, cette hypersensibilité de la rétine ne peut être produite que par les bâtonnets et le pourpre qui les baigne.

En faveur de cette dernière hypothèse, qui du reste rallie aujourd'hui la presque totalité des suffrages, la clinique nous apporte un surcroît de preuves. En effet, l'héméralopie essentielle se développe précisément chez des individus qui se trouvent dans des conditions qui nécessitent une dépense considérable de rouge rétinien, et qui, en même temps, par suite de mauvaises conditions d'hygiène et de nutrition, ne sont pas à même d'en réparer les pertes. Tel est le cas des mariniers qui font de larges traversées sous le soleil de la zone torride, des voyageurs des pays de neige qui marchent au milieu des reflets ardents et pendant longtemps, grâce à la longueur des jours dans la région septentrionale. De plus, le pourpre est soluble dans la bile. Or, que cette substance vienne à baigner les éléments qui le renferment, elle le diffusera, l'entraînera dans la circulation générale et l'héméralopie sera constituée. C'est ce qui arrive dans certains ictères. Enfin, l'épithélium rétinien étant le point le plus éloigné de son foyer de nutrition sanguine, l'artère centrale, doit être altérée dans ses fontions sécrétoires par les états de dénutrition générale. En effet, ne voit-on pas l'héméralopie essentielle survenir chez les individus anémiés à la suite de surmenages de tous genres et l'héméralopie symptomatique elle-même, n'est-elle pas due à un manque d'apport nourricier, par suite du rétrécissement des vaisseaux ?

II. Ainsi, dans la rétinite pigmentaire acquise au début,

la vision périphérique, celle qui, d'après l'expression de Nicati, nous donne la notion des températures chroniques ou ardeurs et nous permet de guider notre marche, se trouve abolie dès que l'intensité lumineuse faiblit, dès que, par exemple, le crépuscule du soir apparaît ou que le sujet pénètre dans un endroit sombre. Les lésions de la rétinite progressant, cette vision périphérique, même sous un éclairage intense, se modifie. La couche externe de la rétine ou couche visuelle se détruisant de plus en plus profondément et la lésion s'avançant de la périphérie au centre, de l'équateur vers le pôle, l'acte de la vision ne devait plus pouvoir s'opérer à leur niveau : de là le **rétrécissement concentrique du champ visuel** qui constitue en quelque sorte la seconde étape de la rétinite pigmentaire syphilitique acquise :

Ce rétrécissement présente plusieurs caractères :

1° Il est nettement *concentrique*, mais plus ou moins régulièrement ;

2° Il évolue avec assez de *rapidité;*

3° L'acuité visuelle est absolument intacte pour le blanc; pour les couleurs, elle est *fortement troublée.*

Le rétrécissement du champ visuel dans la rétinite pigmentaire syphilitique acquise revêt une forme *concentrique* en général assez régulière. L'espace rétréci tantôt représente une surface arrondie, tantôt décrit une figure ovalaire, quelquefois se trouve creusé par une légère encoche et prend alors la configuration d'un cœur. Néanmoins, le rétrécissement s'opère toujours aux dépens de la vision périphérique et respecte la vision centrale, fonctions de la macula. A la période ultime seulement, lorsqu'un traitement *ad hoc* n'est venu arrêter le processus dans sa marche, la vision centrale se trouve elle-même atteinte.

Or, la marche du processus est relativement *assez rapide*, d'où le rapide rétrécissement de la vision. La malade de l'observation II a pu voir en deux mois son champ visuel ramené à des limites extrêmement réduites (environ 10 degrés dans tous les sens pour O. G.). Celui de l'observation IV à l'époque où nous l'avons examiné pour la première fois, environ douze ans après le début présumé de l'affection, présentait un champ visuel des deux yeux encore plus rétréci (5 degrés dans tous les sens). La rétinite acquise non syphilitique peut amener aussi assez rapidement un rétrécissement du champ, ainsi le malade de l'observation VI présentait, après quatre ans de maladie, un rétrécissement encore assez prononcé (8 degrés environ dans tous les sens.

Mais, ce qui est du domaine presque exclusif de la rétinite pigmentaire syphilitique, ce sont les troubles de la vision chromatique. Ces troubles se réduisent à deux : la *perversion des couleurs* et l'*inversion des cercles*.

Si nous prenons le malade de l'observation IV et que nous le soumettions à l'épreuve d'Holngreen, nous remarquons tout d'abord chez lui ce que l'on pourrait appeler la **perversion des couleurs** : ainsi le vert est vu gris, le rouge est vu vert, le bleu est vu rouge, le noir est vu vert; ensuite, si l'on invite le malade à placer près d'une couleur toutes celles s'y rapportant, selon que cette couleur sera de teinte claire ou de teinte foncée, il lui adjoindra indistinctement dans le premier cas toutes les couleurs claires, dans le second cas toutes les couleurs foncées. En somme, l'achromatopsie est complète chez ce sujet, et, si l'on remarque que, néanmoins, son acuité centrale est presque normale, on se trouve disposé à ajouter quelque créance à l'opinion que Charpentier émettait naguère, à savoir que la lumière agit manifestement au niveau de la rétine sur deux éléments distincts, dont l'un, les cônes, prédomine au centre, l'autre, les bâtonnets à la périphérie, dont l'un donne la sensation de lumière incolore, l'autre la sensation de couleur[1]. Or, quoi d'impossible à ce que la lumière blanche soit perçue par la macula, la lumière colorée par le reste de la rétine ?

Un second trouble que l'on peut encore rencontrer au cours de la rétinite pigmentaire syphilitique acquise consiste dans l'**inversion des cercles** : ainsi, dans l'observation V, nous voyons le bleu présenter un rétrécissement beaucoup plus prononcé que le rouge et même que le vert ; son cercle de diffusion s'est donc substitué à celui du vert qui, normalement, est le plus rétréci. De même dans l'observation III, nous trouvons une exagération de ce trouble, puisque toutes les couleurs sont perçues en blanc et ont, par conséquent, disparu, sauf le rouge qui se trouve conservé.

L'existence même de ces troubles, quels qu'ils soient, nous permet de différencier la rétinite pigmentaire syphilitique acquise de la rétinite pigmentaire non syphilitique d'abord, de la rétinite pigmentaire congénitale ensuite.

La rétinite pigmentaire acquise due soit à la variole, soit à la fièvre palustre, soit à toute autre cause, ne donne lieu à aucun trouble chromatique bien manifeste. La

[1] Charpentier, La sensibilité lumineuse dans la *fovea centralis* (*Arch. d'ophtalm.*, 1896, p. 337).

seule anomalie digne d'être signalée se rencontre chez un des malades d'Hocquard ; elle consiste simplement à trouver bleu ce qui est violet. Or, si l'on se rappelle qu'Helmholtz assimile ces deux couleurs l'une à l'autre et que, sous le titre de bleu-violet, il en fait une de trois couleurs fondamentales, l'erreur, on le voit, est peu de chose.

Dans la rétinite pigmentaire congénitale, les troubles chromatiques sont également fort minimes. Hocquard, sur près de 12 observations, ne relève, dans la moitié des cas, qu'une erreur d'interprétation, et cette erreur, comme dans l'observation ci-dessus, ne vise que le violet ; celui-ci deux fois a été vu noir, une fois bleu, une autre fois blanc. Cette intégrité de la vision est due ici vraisemblablement à deux causes : d'abord au rétrécissement du champ visuel, lequel n'est jamais aussi prononcé que dans la rétinite pigmentaire syphilitique acquise ; ensuite à la marche de l'affection, laquelle s'opère lentement et surtout mécaniquement de la périphérie au centre. Les éléments de la rétine se trouvant détruits lentement et progressivement, il en résulte que les éléments voisins et encore sains ne sont pas ébranlés par le processus et conservent leurs fonctions intactes jusqu'au jour où ils se trouvent lésés à leur tour.

Ce rétrécissement de la rétinite pigmentaire syphilitique acquise demande encore à être distingué d'autres rétrécissements que l'on rencontre au cours de certaines affections, soit oculaires, soit générales, l'atrophie blanche, le glaucome, l'atrophie grise, l'hystérie, la syringomiélie.

L'atrophie optique blanche et le glaucome se caractérisent tous deux par un rétrécissement en secteur. Dans le *glaucome*, ce rétrécissement débute dans le quart supérointerne du champ visuel; il prend l'aspect d'une fente aplatie de haut en bas qui se rétrécit progressivement dans le sens horizontal du côté nasal vers le côté temporal et qui, finalement, se trouve réduit à un secteur situé dans le quart supéro-externe. L'acuité visuelle dans la partie rétrécie reste bonne, même lorsque ce secteur avoisine ou touche le point de fixation. Pas de dischromatopsie; toutes les couleurs sont intactes; leur champ de vision n'est point rétréci, il est simplement proportionnellement échancré par la déperdition que présente le champ visuel pour le blanc.

Dans l'*atrophie blanche*, le secteur n'a point de localisation bien déterminée; on peut aussi bien le rencontrer du côté nasal que du côté temporal. L'acuité visuelle, aussi bien pour le blanc que pour les couleurs, se trouve respectée tant que le secteur n'a point embrassé le point de fixation; mais une échancrure s'avance-t-elle sensiblement vers le point de fixation, contrairement à ce que l'on rencontre dans le glaucome, la vision baisse pour le blanc, les champs pour les couleurs se rétrécissent, le vert seul ou le vert et le rouge disparaissent complètement (de Wecker).

Dans l'*atrophie grise*, l'accord n'existe point entre les auteurs, au sujet de la forme du rétrécissement : pour Græfe et Panas, ce serait un rétrécissement nasal; pour Schweigger, un rétrécissement temporal; pour Leber, un rétrécissement concentrique; dernièrement, Berger[1], sur un ensemble de trente-trois cas, a trouvé le rétrécissement en dehors dans quatorze cas, le rétrécissement en dedans

[1] Berger, *Revue de médecine*, 1800.

dans sept, le concentrique dans cinq ; dans treize cas, il a noté le rétrécissement en fente oblique ; dans deux, il a trouvé de l'hémiopie ; dans deux enfin, le rétrécissement était central. La disparition des couleurs s'opère d'une façon progressive, souvent même brusque, mais néanmoins fort méthodique. La sensation pour le vert disparaît la première après s'être préalablement rétrécie. Le rouge disparaît ensuite et toujours de la même façon. En dernier lieu, disparaît le jaune et le bleu. Le bleu se maintient même assez longtemps intact ; et très souvent, dans un champ visuel à peine rétréci et même intact pour le blanc, on rencontre de même le champ visuel du bleu presque intact, alors que la sensation des autres couleurs se trouve depuis longtemps abolie. Donc l'atrophie grise peut, dans quelques-uns de ces cas, présenter le même rétrécissement pour le blanc que la rétinite pigmentaire, mais elle en diffère totalement par ses troubles dans la perception des couleurs.

L'*hystérie*, et même aussi, d'après Déjerine et Treuillat, la *syringomyélie* présentent un rétrécissement pour le blanc régulièrement concentrique, mais si l'on examine leur champ visuel pour les couleurs, on trouve la disparition d'une ou plusieurs couleurs différentes, suivant le sujet ; en un mot, on retrouve ici constamment un trouble que l'on rencontre parfois dans la rétinite pigmentaire syphilitique acquise, à savoir l'inversion des couleurs. Une confusion entre ces diverses affections est néanmoins impossible, à cause de l'absence complète de signes objectifs concomitants au niveau de la rétine dans l'hystérie.

III. Ainsi chacune des étapes de l'affection se manifeste

par un symptôme, la première par l'héméralopie, la seconde par un rétrécissement de la vision diurne; reste la troisième étape qui répond à **la cécité**. Mais cette troisième étape, qui objectivement se trouve caractérisée par la destruction de la macula, est très tardive et doit l'être. Deux causes peuvent contribuer à ce retard : d'une part l'anatomie même de la région; d'autre part la thérapeutique. L'étude de la circulation au niveau de la rétine nous apprend, en effet, que la macula est pauvre en vaisseaux, que la *fovea centralis* en est même complètement dépourvue. On a donc pensé, à juste titre, que la choroïde devait fournir l'élément nourricier de la macula, et en faveur de cette hypothèse l'anatomie nous a, en effet, appris qu'à ce niveau la circulation choroïdienne était plus riche, plus abondante. On conçoit donc sans peine la lenteur avec laquelle s'opère la destruction de cette portion de la rétine, alors que le reste de la membrane a souvent disparu avec tant de rapidité. D'autre part, il est rare qu'à ce stade de son évolution, alors que la marche même au grand jour est devenue difficile, le malade ne consente à suivre un traitement et un traitement des plus rigoureux, lequel peut, jusqu'à un certain point, enrayer la marche de l'affection.

Aussi les observations de cécité complète, absolue, à la suite d'une rétinite pigmentaire syphilitique acquise doivent-elles être rares; pour notre part, nous n'en connaissons point; et ceux de nos malades qui se trouvent aveugles d'un œil doivent leur infirmité à une affection concomitante, cataracte ou iritis.

En résumé, de cet exposé succinct des symptômes, il

résulte que la rétinite pigmentaire syphilitique acquise revêt d'emblée une gravité qui peut présenter des degrés, mais qui, dans certains cas, mènerait sûrement à une cécité rapide, si un traitement des plus rigoureux ne venait l'arrêter dans sa marche. Or, un virus qui produit des lésions aussi graves et aussi rapides ne peut limiter son action destructive à une membrane ; il doit forcément s'installer partout où un *locus minoris resistentiæ* le lui permet. De là, l'apparition au niveau du globe de lésions qui, toutes, ne sont peut-être pas consécutives à l'apparition de la rétinite pigmentaire, attendu que quelques-unes peuvent la précéder, mais qui toutes, sûrement, découlent d'une même source et sont, par conséquent, d'un bon appoint dans le diagnostic étiologique de la rétinite pigmentaire.

I. De toutes les complications de la rétinite pigmentaire, **la névrite** est assurément la plus fréquente. On serait même tenté de se demander si la réciproque ne serait pas plus conforme à la vérité et s'il ne serait pas plus juste de dire que la rétinite pigmentaire acquise est une complication fréquente de la névrite. Des cinq observations de rétinite pigmentaire syphilitique acquise que nous relatons à la fin de cette thèse : dans trois, l'affection a dû sûrement débuter par une attaque des gaines, à en juger par les symptômes que les malades prétendent avoir éprouvés et par les signes que révèle l'examen ophtalmoscopique. Des deux autres sujets examinés par nous, l'un (obs. IV) a pu fort bien présenter cette complication, mais les renseignements donnés par le malade manquent de netteté ; quant au second (obs. V), son cas présente un caractère tout à fait spécial, attendu qu'il a eu à subir l'infection à une époque où le virus a pu être vivement combattu par l'organisme ; rien d'étonnant à ce que la vigueur de ce dernier ait rendu l'attaque moins grave.

La perte brusque de la vision, l'apparition de sensations lumineuses subjectives, l'absence de douleurs, puis l'amendement au bout de quelques jours de ces divers symptômes, tels sont les phénomènes propres à la névrite, accusés par le patient et qui répondent bien objectivement au cercle de pigment périkératique, aux bords légèrement flous que présente plus tard l'examen de l'œil et qui sont les vestiges d'une inflammation ancienne des enveloppes de la papille.

Cette névrite précédant l'évolution de la rétinite pigmentaire, lui ouvrant pour ainsi dire la voie, n'offre rien que de très naturel. L'œil, pour des raisons qui ont été déjà exposées plus haut, se trouvait dans un état de congestion continue ; cette congestion devait manifester toute son intensité au niveau de la papille sous le fait de l'étranglement déterminé par l'anneau sclérotical. La stase à ce niveau se trouvant à son apogée, le microbe s'y cantonne, d'où appel de leucocytes qui s'infiltrent dans l'épaisseur des gaines et se répandent jusqu'au travers des cloisons interfasciculaires.

Sous le bienfait d'un traitement approprié, cette première attaque se résoud, mais le virus a, en quelque sorte posé ses jalons. Dans une nouvelle attaque, il s'avancera plus avant dans la place et se localisant au niveau du système vasculaire périphérique de la rétine, il déterminera l'hypertrophie, puis l'atrophie consécutive de ce dernier : la rétinite pigmentaire syphilitique acquise sera créée.

II. Une lésion qui accompagne encore quelquefois la

rétinite pigmentaire syphilitique acquise, peut-être même la précède, c'est la **paralysie des muscles moteurs** de l'œil. Deux causes contribuent à la faire naître : l'une occasionnelle, le surmenage auquel se trouvent exposés les yeux, soit par suite d'un travail appliqué, soit par suite d'un vice de réfraction; l'autre déterminante : la toxine microbienne. Cette toxine attaque-t-elle le nerf à sa naissance au niveau du bulbe ou de l'écorce cérébrale; respecte-t-elle au contraire le noyau, pour ne s'en prendre qu'à la racine?

Si l'on en croit l'expérimentation, on peut réaliser une paralysie même accentuée, sans qu'il soit possible à l'autopsie de déceler le moindre changement dans la structure du nerf. Ce n'est donc pas l'anatomie pathologique qui risquera de nous satisfaire sur ce point. Du reste, la question importe peu. Ce qu'il s'agit plutôt de savoir, c'est que les paralysies sont déterminées par des toxines et que, parmi ces toxines, celle qui est sécrétée par la syphilis, occupe le premier rang dans la production des lésions.

De tous les nerfs, le moteur oculaire commun semble le plus souvent atteint. Parfois tous ses filets sont pris, tous les muscles qu'il innerve sont paralysés. Ainsi, dans l'observation II, la paralysie du nerf est complète : ptosis, strabisme externe, insensibilité de l'iris et du muscle ciliaire, aucun signe ne fait défaut. Dans d'autres cas, la musculature externe reste intacte ; seuls, des muscles internes, le muscle ciliaire se trouve atteint. Dans ce cas, la pupille reste insensible à la lumière et à l'accommodation; l'œil, s'il est, soit emmétrope, soit hyperope, ne pourra distinguer les objets situés à moins de 1 mètre de distance; seule, la présence devant les yeux d'un verre approprié, pourra rendre visibles les objets placés à une moindre distance.

Bien souvent, la paralysie n'est pas complète, il y a seulement parésie ; la pupille, dans ce cas, réagit quelque peu, mais d'une façon excessivement lente, le muscle ciliaire se contracte, mais peu. C'est bien ce que l'on remarque après quelque temps de traitement, alors que la paralysie commence à s'émousser (obs. IV).

III. Au cours de la rétinite pigmentaire acquise, la **cataracte** se rencontre assez fréquemment. Cette cataracte se caractérise par un épaississement capsulaire du cristallin. Comment, par quel mécanisme cette capsule, de nature essentiellement amorphe, peut-elle arriver à s'opacifier. Le problème peut se résoudre de deux façons différentes :

Ou bien cette cataracte est le fait d'un *traumatisme* latent, déterminé par les tiraillements de la zonule, où bien elle est due à un *trouble de nutrition*, suite forcée de l'atrophie de la rétine.

Si, en effet, on examine la structure intime de la zonule, on la trouve constituée vers sa partie postérieure, près de l'*ora serrata*, par une substance amorphe qui se différencie bientôt en s'avançant sur le cristallin en un système de fibrilles, lesquelles s'épaississent progressivement et viennent s'implanter sur la capsule. Le plus grand nombre de ces fibres se fixe sur la cristalloïde antérieure, un peu en avant de l'équateur ; d'autres, moins nombreuses, sur l'équateur lui même, quelques-unes enfin sur la cristalloïde postérieure.

Donc, si l'on tient compte de ce fait, que la zonule se trouve surtout en contact avec la cristalloïde antérieure et si d'autre part on se rappelle que, d'après la théorie de Tscherning, le mécanisme de l'accommodation repose en partie sur la contraction de la zonule, on peut s'expliquer déjà la pathogénie de la cataracte : par suite de l'hyperopie, vice de réfraction, dont sont affectés (nous l'avons vu au chapitre de l'étiologie) les yeux atteints de rétinite pigmentaire acquise, par suite également du travail appliqué qu'ils ont à effectuer, il résulte que la zonule se trouve dans un état continuel de contraction, et que la cristalloïde antérieure se trouve exposée à une suite ininterrompue de petits traumatismes.

D'autre part, l'iritis plastique, qui peut affecter l'œil atteint de rétinite pigmentaire, ainsi que le prouve l'observation V, est encore un facteur agissant simultanément avec la zonule au niveau de la cristalloïde antérieure. L'iris se trouvant soudé à cette dernière par de nombreux exsudats, chaque fois que l'iris, dont les mouvements sont synergiques de ceux du muscle ciliaire aura, soit à se contracter, soit à se relâcher, la capsule du cristallin se trouvera tiraillée, soit dans un sens, soit dans l'autre.

Il se peut donc que la cataracte, dont sont affectés les sujets atteints de rétinite pigmentaire, soit le produit de l'un de ces deux facteurs, les tiraillements de la zonule, ou les tiraillements de l'iris, parfois de tous les deux. En faveur de cette hypothèse plaide ce fait clinique, que la cataracte se trouve justement localisée au niveau de la cristalloïde antérieure, laquelle se trouve plus fortement tiraillée, par suite de la plus large insertion de la zonule à son niveau, ou des adhérences qui unissent l'iris à la capsule du cristallin.

Telle est la première hypothèse, mais une seconde

hypothèse non moins possible se trouve basée sur les *troubles de nutrition* survenus dans le cristallin, par suite de la destruction de la rétine.

En faveur de cette hypothèse, plaide tout d'abord l'expérimentation. Les expériences de Panas, provoquant chez des lapins la cataracte au moyen d'injections de naphtaline, démontré à ce dernier, que les troubles du cristallin se trouvaient toujours accompagnés de désordres au niveau de la rétine. Tout à fait au début, il a noté au niveau de cette dernière, la présence de foyers disséminés et saillants, ressemblant à ceux de la rétinite brightique ; plus tard, les lésions s'accentuant, les fibres nerveuses s'œdématient, les fibres de Müller se dissocient, enfin la couche des grains internes et externes s'infiltrent de sérosité. Cônes, bâtonnets, cellules pigmentaires finissent par subir des décollements partiels. Enfin, à un stade ultime, la rétine devient tout à fait méconnaissable, et c'est alors seulement que la choroïde, après avoir été simplement hyperémiée, commence aussi à s'atrophier sur certains points. Ces lésions de la rétine se montrant simultanément avec des troubles du cristallin et même les précédant prouvent bien qu'entre ces deux organes il existe une certaine relation, que l'un joue par rapport à l'autre le rôle d'organe de la nutrition. Du reste, l'embryologie, l'anatomie et la clinique ne viennent-elles point confirmer les données expérimentales. L'embryologie nous apprend que chez le fœtus la nutrition du cristallin s'opère par le concours de l'artère hyaloïde, émanation de l'artère centrale de la rétine. N'est-il pas logique que plus tard cette fonction se continue, grâce à un courant nourricier osmotique, qui s'opérerait d'arrière en avant à travers la cristalloïde postérieure dépourvue d'épithélium? Ce rôle nourricier ne serait, du reste, pas nouveau pour la rétine, attendu que, d'après Boll, le pourpre rétinien se trouve fourni par le stratum rétinien pigmentaire. Enfin, on ne rencontre pas de cataracte consécutive à une choroïdite pure ; toutes les fois que les choroïdites ont été suivies de troubles du côté du cristallin, c'est qu'il éxistait simultanément un iritis; il y avait des adhérences de la cristalloïde antérieure avec la face postérieure de l'iris. Nul doute alors que, dans les mouvements d'accommodation, le cristallin se trouvant tiraillé et subissant par conséquent une série de petits traumatismes, une cataracte soit survenue, cataracte traumatique et pathologique tout à la fois.

Traumatisme et *dénutrition*, loin de s'exclure dans l'explication de la cataracte, se complètent au contraire l'un l'autre : l'un a favorisé l'action de l'autre.

IV. Rarement, il est vrai, mais le cas s'est cependant présenté, la rétinite pigmentaire peut se compliquer d'**iritis** et d'iritis plastique. La plasticité même de l'affection en fait plus qu'une complication, elle l'élève à la hauteur d'un symptôme et d'un symptôme fort précieux dans la recherche du facteur étiologique de la rétinite pigmentaire acquise.

C'est là un fait reconnu par nombre d'ophtalmologistes, et qui tend de plus en plus à s'accréditer, à savoir que plasticité est synonyme de syphilis. Panas ne reconnaît cette origine qu'à la forme subaiguë, Galezowski à tout exsudat qui crée des adhérences. Dans le cas que nous avons eu à examiner (obs. V), les adhérences sont très étendues. Malgré des instillations d'atropine, la pupille ne se dilate que fort peu ; non seulement les exsudats unissent la papille à la cristalloïde antérieure, mais une large bande fibreuse s'étend horizontalement en travers de l'orifice pupillaire et divise celui-ci en deux petites ouvertures en segment de cercle. Cette bande revêt à l'œil nu l'aspect d'une lame compacte; si on l'examine à la loupe et après dilatation de la pupille par l'atropine, on la trouve criblée d'un nombre infini de petits orifices arrondis à la façon d'un fin grillage.

V. A la rétinite pigmentaire se joint parfois une affection qui, si elle n'est point absolument pathognomonique de la syphilis, se trouve cependant le plus souvent déterminée par elle : c'est de la **kératite parenchymateuse** qu'il s'agit. Rencontrer un même sujet porteur de ces deux affections est chose fort rare. Le cas s'est pourtant présenté à nous une fois. Il s'agit de cet homme, infecté par sa mère au moment du sevrage (obs. V). Plus tard, à l'âge adulte, la syphilis se localisa sur le globe oculaire et s'y manifesta de trois façons différentes : par un iritis plastique, une kératite parenchymateuse et une rétinite pigmentaire : trois modalités différentes de la vérole.

Ces trois formes de l'infection ne se sont pas manifestées simultanément au niveau de l'œil, elles ont formé, en quelque sorte, trois étapes successives. Savoir quelle lésion a devancé l'autre importe peu ; ce qu'il suffit de connaître, c'est que toutes trois sont causées par un virus et, le plus souvent, par le virus syphilitique.

En résumé, si l'on jette un coup d'œil d'ensemble sur ces symptômes que nous venons de décrire, on voit que la rétinite pigmentaire syphilitique acquise se revèle à l'ophtalmoscope par un premier symptôme : l'*amincisse-*

ment des artères périphériques de la rétine. De ce premier phénomène morbide découlent mécaniquement et dans un ordre constant tous les autres : pigmentation anormale, atrophie optique, atrophie diffuse de la choroïde, troubles du vitré, enfin atrophie et disparition de la région maculaire : dernier stade, lequel se trouve rarement atteint par suite des entraves apportées par le traitement dans la marche de l'affection.

A ces différents troubles anatomiques correspondent des troubles de la fonction. Comme première conséquence de la sclérose artérielle, de l'anémie qui lui est inhérente, apparait la perte de la vision nocturne ou *héméralopie ;* puis l'affection progressant, les diverses couches de la rétine ne tardent pas à s'atrophier à leur tour, de la périphérie au centre, la vision diurne faible à leur niveau, d'où son *rétrécissement ;* enfin si aucun traitement ne vient entraver le virus dans son évolution, le cercle de la vision se rétrécit de plus en plus, la marche d'abord, la lecture ensuite deviennent impossibles, la *cécité* est absolue.

La rétinite pigmentaire syphilitique acquise peut se rencontrer simultanément au niveau de l'œil avec d'autres affections qu'elle a pu engendrer elle-même ou qui sont également un produit de la syphilis : ainsi la névrite, la kératite parenchymateuse, l'iritis plastique sont assurément d'origine spécifique et, à ce titre, sont d'un précieux secours dans la recherche du diagnostic étiologique ; au contraire, la cataracte est fort probablement une conséquence directe, mécanique de l'affection rétinienne elle-même.

CHAPITRE IV

DIAGNOSTIC

Ainsi décrite, la rétinite pigmentaire syphilitique acquise demande à être différenciée dans ses différentes formes d'autres affections qui peuvent lui ressembler sur tel ou tel point, par tel ou tel côté :

I. La **forme circinée** demande à être distinguée d'avec plusieurs affections qui présentent comme elle des lésions disséminées et, comme elle aussi, la forme arrondie de ces lésions : à savoir les choroïdites disséminée et aréolaire, les chorio-rétinites à forme disséminée et pigmentaire.

a) La *choroïdite disséminée* s'en distinguera facilement dès ses débuts par la teinte blanc jaunâtre ou gris bleuâtre de ses foyers et à une période plus avancée soit par l'aspect uniformément noir des taches, soit par la teinte blanc chatoyant de leur partie centrale. La choroïdite aréolaire frappera tout d'abord l'observateur par sa localisation essentiellement polaire (pôle postérieur ou espace péri-maculaire et péri-papillaire) ; ensuite, la teinte des taches d'un noir charbonneux à leurs débuts, d'un blanc mat enrubanné de noir à une période plus avancée, ne donnera pas le change avec la pigmentation en demi-cercle de la rétinite circinée. De plus, dans ces deux formes de choroïdite tant disséminée qu'aréolaire, nous ne trouvons pas d'amincissement des artères de la rétine; la teinte atrophique du nerf optique est rare.

Voilà pour *les signes objectifs;* si nous envisageons ensuite *les signes fonctionnels* la différence se revèle encore plus frappante; aucun trouble bien prononcé de ce côté-là dans les deux affections en question : pas d'héméralopie, pas ou peu de diminution de l'acuité visuelle ; pas de rétrécissement du champ de la vision, pas de dyschromatopsie.

b) Pas davantage que la choroïdite disséminée, la *chorio-rétinite à forme disséminée* ne peut ophtalmoscopiquement permettre la confusion avec la rétinite pigmentaire circinée. Les *foyers choroïdiens* de la chorio-rétinite ont absolument le même aspect que leurs similaires de la choroïdite disséminée et quant aux rares amas de pigment qui envahissent la trame rétinienne, ils présenteraient plutôt une forme déchiquetée. Les chorio-rétinites à forme pigmentaire et du nombre de celles-ci plus particulièrement la forme en demi-cercle, en fer à cheval, pourrait peut-être plus difficilement se diagnostiquer d'avec la rétinite circinée. Mais si le pigment émigré au travers de la couche interne de la rétine a pris sur certains points la vraie forme en demi-cercle de notre rétinite, sur d'autres points du fond de l'œil, nous trouvons des plaques d'atrophie choroïdienne nettement caractérisées.

De plus, les troubles que l'on rencontre dans les chorio-rétinites au niveau du *vitré*, troubles qui consistent au début de l'affection en d'épaisses opacités, à une période plus avancée en de nombreux flocons souvent même volumineux, font absolument défaut dans la rétinite circinée ou tout au moins ne sont jamais aussi prononcés.

Les *artères* dans les chorio-rétinites peuvent être diminuées de volume, mais elles n'atteignent jamais, surtout dans la forme, où les lésions de la rétine sont peu accentuées, à ce degré d'amincissement, d'atrophie que l'on rencontre dans la rétinite pigmentaire; de plus, elles présentent très souvent un double liséré blanc plus ou moins accentué, vestige d'un état inflammatoire antérieur.

La *papille*, dans les chorio-rétinites, contrairement à ce qu'on rencontre dans la rétinite circinée, n'aboutit jamais à un état atrophique des plus avancés; elle perd tout au plus un peu de sa transparence et se décolore en prenant une teinte d'un rose sale, à laquelle Förster a donné le nom d'atrophie jaune.

Pour ce qui intéresse *la fonction*, on rencontre dans les chorio-rétinites aussi bien que dans la rétinite circinée des troubles assez avancés, mais tandis que dans les chorio-rétinites ils suivent, en général, une marche régressive que très accentués à la période algide de l'affection ils s'atténuent à la période chronique, dans la rétinite circinée, au contraire, ils suivent une marche de plus en plus progressive. Ainsi, la chorio-rétinite, à ses débuts du moins, présente une acuité visuelle très notablement diminuée, tandis que la rétinite la conserve presque intacte, dans la partie rétrécie de son champ visuel tout au moins.

De plus certains signes, tels que le rétrécissement concentrique, feraient défaut dans la chorio-rétinite, mais seraient remplacés par des scotomes centraux et péricentraux; d'autres signes, l'héméralopie par exemple, seraient beaucoup moins prononcés dans la chorio-rétinite que dans la rétinite et le seraient d'autant moins que la rétine serait moins atteinte.

Enfin, un signe sur lequel insiste de Vecker, que l'on ne rencontrerait point dans la rétinite circinée et qui serait constant dans la chorio-rétinite, serait l'apparition de scotomes scintillants dans le champ visuel : ces scotomes seraient dus sans doute à la compression des couches externes de la rétine, provoquée par les exsudations au niveau du stroma choroïdien.

II. Sur l'origine absolument spécifique de la **forme étoilée** de la rétinite pigmentaire syphilitique acquise nous avons plus haut (chap. de l'étiologie) émis certaines réserves et nous nous sommes demandé si vraiment les affections antérieures, variole, fièvre typhoïde, fièvre palustre, n'auraient point contribué pour une certaine part à l'émigration du pigment, que l'éclosion de la syphilis n'avait fait qu'activer. Nous avons posé la question sans la résoudre. En tout cas, si un autre virus que le virus syphilitique peut déterminer la lésion, celui-ci lui donne le coup de fouet qui la fait progresser et, ce faisant, trouve encore moyen de lui imprimer sa marque, son cachet, et ce, en groupant le pigment par petits îlots arrondis et séparés les uns des autres. Or, cette disposition par petits groupes soit arrondis, soit en forme des gerbes, de bouquets, est un des dispositifs préférés de l'éruption syphilitique.

a) Voilà donc un premier signe et le seul qui, ne faisant jamais défaut, puisse permettre d'établir une différence entre la *rétinite pigmentaire acquise non syphilitique* et la rétinite pigmentaire acquise syphilitique. Parfois, mais point d'une façon constante, on peut rencontrer au niveau du même œil l'iritis plastique, la kératite parenchymateuse qui, lorsqu'on les rencontre, sont d'un précieux appoint en faveur de l'origine spécifique de l'affection.

b) Avec *la rétinite pigmentaire congénitale* le diagnostic est plus facile. Ici encore les symptômes que nous venons de signaler gardent toute leur valeur. Mais nous trouvons, en outre, une évolution de la maladie toute différente dans l'un et l'autre cas. Tandis qu'à l'état acquis les vaisseaux rétiniens marchent avec une rapidité remarquable vers l'atrophie, que l'émigration du pigment suit la même marche, que la rétine arrive en peu de temps à ne plus présenter d'intact que la macula, que souvent en deux ou trois mois l'affection peut atteindre ses plus extrêmes limites, à l'état congénital c'est vingt et trente ans que le virus met à produire les mêmes désordres.

Il en sera de même pour les désordres physiques. L'héméralopie non seulement se développe plus lentement dans la forme congénitale que dans la forme acquise, mais même elle n'atteindra jamais dans le premier cas un degré aussi élevé que dans le second. De même le rétrécissement d'origine congénitale mettra souvent une existence entière à acquérir un champ visuel aussi limité que dans la rétinite acquise, sans pouvoir même y parvenir; en retour, il est vrai, le rétrécissement sera plus régulier, plus nettement concentrique dans la rétinite congénitale que dans la rétinite acquise.

De même les troubles chromatiques se réduiront dans la forme congénitale à une simple erreur dans la vision du violet; au contraire, dans la forme syphilitique acquise, deux sortes de troubles peuvent altérer la vision chromatique : d'une part l'inversion du cercle; d'autre part ce que l'on pourrait appeler la perversion des couleurs.

L'état de réfraction diffère également dans les deux formes de rétinite pigmentaire que nous étudions. L'œil atteint de rétinite pigmentaire congénitale est myope ou si du moins s'il ne l'a pas été dès sa plus tendre enfance (puisque nul ne naît myope et qu'on ne le devient que vers l'âge de sept ou huit ans), du moins le devient-il plus tard et l'est-il à l'âge où apparaissent le plus fréquemment les accidents oculaires de l'hérédité, c'est-à-dire à l'âge de l'adolescence; au contraire l'œil atteint de rétinite pigmentaire acquise est toujours atteint d'hyperopie au moment où l'affection se déclare pour devenir ensuite, avec les progrès de l'âge, emmétrope.

III. La **forme en grappe** ne peut être confondue avec aucune autre affection. L'aspect sphérique de ses renflements terminaux est trop symptomatique de la syphilis pour qu'elle puisse être confondue avec une rétinite pigmentaire d'origine différente. Seules une chorio-rétinite ou une choroïdite également spécifiques pourraient présenter la même forme, mais ces deux affections présentent trop d'autres signes objectifs et subjectifs que l'on ne retrouve point ici pour qu'une erreur de diagnostic soit seulement possible.

IV. La **forme en pointillé** ne pourra guère être confondue qu'avec la *chorio-rétinite à forme pigmentaire* d'une part, avec la *rétinite pigmentaire congénitale à forme grenue* d'autre part. Avec la première affection la confusion est difficile, car rares sont les cas où la pigmentation se caractérise plus spécialement par de petits amas sphériques. De plus il existe toujours la chorio-rétinite, quelque reliquat d'atrophie choroïdienne.

Enfin les symptômes fonctionnels de l'affection sont loin

de pouvoir être assimilés à ceux de la rétinite en pointillé. Avec la seconde affection la distinction est également possible : nous retrouvons pour l'établir les mêmes signes que nous avons énumérés plus haut pour différencier la rétinite pigmentaire syphilitique de la rétinite pigmentaire congénitale à forme étoilée. Seule la forme grenue, que décrit Antonelli et qu'il considère comme un stigmate rudimentaire d'hérédo-syphilis, pourrait peut-être donner le change avec la rétinite pigmentaire en pointillé à forme acquise, si l'on se basait uniquement, pour poser le diagnostic, sur la disposition du pigment qui peut aussi se présenter par îlots séparés. Mais alors, dans ce cas, on ne trouve plus ni héméralopie, ni rétrécissement du champ visuel, en un mot aucun des troubles fonctionnels que l'on rencontre d'ordinaire tant à l'état acquis qu'à l'état congénital.

En résumé, la rétinite pigmentaire syphilitique acquise ne peut être confondue dans ses différentes formes, ni avec la choroïdite, ni avec la chorio-rétinite. Ces trois affections : rétinite, choroïdite, chorio-rétinite, ont du reste chacune une symptomatologie qui leur est propre et qui ne permet pas la moindre confusion; plus loin, au chapitre de l'anatomie pathologique, nous reviendrons sur cette distinction que la différence des lésions anatomiques dans chacune de ces affections nous permettra de rendre plus précise encore.

La distinction avec la rétinite pigmentaire congénitale est chose encore assez facile, mais lorsqu'il s'agit d'établir un diagnostic ferme entre la rétinite pigmentaire acquise non syphilitique et la rétinite pigmentaire syphilitique, la chose devient plus ardue, sans être pourtant complètement impossible. Tout à fait au début de l'affection, la *sclérose par plaques* des vaisseaux périphériques de la rétine peut nous mettre sur la voie du diagnostic, mais cette sclérose, nous l'avons vu, n'est pas toujours des plus manifestes à l'examen ophtalmoscopique, seul le microscope permettrait de s'en faire une idée exacte.

Dans une seconde phase, qui ne tarde pas à succéder à la première, deux signes très évidents qui, nous le verrons au chapitre de la pathogénie, découlent du rétrécissement des vaisseaux, permettent d'affirmer l'existence de cette sclérose par plaques : ce sont la pigmentation et l'atrophie choroïdienne en plaques (obs. II, O. D.). Ce second signe n'est que passager; l'affection suivant sa marche, l'atrophie de la choroïde ne tardera pas à s'étendre à toute la membrane, à devenir diffuse. Au contraire, la disposition du pigment par amas restera un des caractères types de la rétinite pigmentaire syphilitique acquise ; même à sa phase ultime nous retrouvons encore cette disposition, nos planches en font foi. Or, cette disposition ne se rencontre point dans les rétinites acquises, dues à une autre cause, tandis qu'elle est un signe différentiel des éruptions syphilitiques.

En plus de cette disposition des éléments entre eux chaque élément revêt une forme également propre à la syphilis, la forme arrondie, en demi-cercle, en croissant. Et s'il s'est présenté des cas où cette condition ne se trouvait pas réalisée (obs. II, O. D. G.), nous avons vu au chapitre de l'étiologie ce qu'il fallait en penser.

La forme de la pigmentation (forme du groupement des éléments entre eux, forme de l'élément lui-même), tel est donc le grand symptôme qui permet de distinguer la rétinite pigmentaire syphilitique acquise des autres rétinites pigmentaires ; or, la morphologie n'est pas sans être dénuée de valeur puisqu'elle joue un si grand rôle, soit en dermatologie, soit en microbiologie.

Malheureusement c'est un symptôme que le traitement peut modifier : ainsi le malade de notre observation IV, qui lors de notre premier examen présentait une pigmentation très abondante et sous forme soit de cercle, soit de demi-cercle, soit de corymbe, n'offrait plus, lors de notre second examen, après deux mois d'un traitement ioduré des plus intensifs, que des fragments de pigment informe et sans ordre ; l'ancienne disposition avait complètement disparu. Cette résorbption du pigment ne présente rien que de très logique, étant donné le caractère essentiellement éliminateur de l'iodure.

CHAPITRE V

ANATOMIE PATHOLOGIQUE ET PATHOGÉNIE

Nous ne possédons point d'autopsie d'œil atteint de rétinite pigmentaire syphilitique acquise; nous devons donc, en attendant que l'occasion se présente, nous baser sur les quelques examens microscopiques que possède la science ophtalmoscopique et qui concernent des yeux atteints soit de rétinite pigmentaire congénitale, soit de rétinite pigmentaire acquise non syphilitique.

Dans ces deux formes du reste, comme dans la forme syphilitique acquise, il s'agit toujours d'une substance toxique, que cette substance soit le produit d'un animal comme l'hématozoaire de la fièvre palustre, ou d'un végétal, que ce végétal appartienne à l'échelle supérieure, comme la vigne, le tabac, qu'il appartienne à l'échelle inférieure, comme le microbe en général. La lésion initiale, c'est-à-dire le rétrécissement, l'amincissement des vaisseaux sanguins est la même pour les trois formes, avec cette différence que dans la rétinite congénitale elle est le produit d'une *diptrophie native*, tandis que, dans la rétinite acquise en général, elle *s'acquiert*. Dans le premier cas, la cellule, par suite d'un contact prolongé avec des substances toxiques, n'arrive pas à une parfaite formation et la preuve que le système vasculaire se trouve dans un état d'infériorité, c'est que souvent avec la rétinite pigmentaire coïncide la persistance de l'artère hyaloïdienne rudimentaire. Dans trois observations d'Ulrich, ce fait s'est présenté. Dans la rétinite acquise, la cellule, bien que normalement constituée, subit, sous l'effet du virus, une dégénérescence. Cette dégénérescence de la tunique vasculaire progressivement amène la disparition des vaisseaux, et comme conséquence la destruction plus ou moins complète des diverses couches de la rétine et l'abolition de sa fonction. La lésion sera d'autant plus profonde et plus rapide qu'elle aura été déterminée par un virus plus malin ; et ce degré de la virulence se manifestant par des désordres plus ou moins graves au niveau de la rétine, pourra nous permettre jusqu'à un certain point de diagnostiquer l'origine réelle de la rétinite.

Ce sont ces lésions, ces désordres de la rétine que nous allons essayer de passer en revue. Mais auparavant il serait bon d'être fixé une fois pour toutes sur la vraie signification de ces trois mots, rétinite, choroïdite et chorio-rétinite, sur les signes qui permettent de les différencier. On voit en effet à chaque instant les termes de rétinite, de chorio-rétinite, parfois même de choroïdite employés l'un pour l'autre ; Galezowski, dans son mémoire de 1867, ne désigne-t-il pas sous le terme de rétinite acquise une affection qui n'était autre qu'une chorio-rétinite et Antonelli parlant à chaque instant dans son ouvrage de la rétinite congénitale ne la décore-t-il pas parfois du terme de chorio-rétinite.

Or rétinite, chorio-rétinite et choroïdite sont trois affections pigmentaires bien distinctes qui présentent des signes physiques et fonctionnels qui leur sont propres, une anatomie pathologique distincte.

Dans la rétinite, le point de départ de l'affection réside au niveau de la rétine et y reste localisé; dans la chorio-rétinite et la choroïdite, la lésion se développe tout d'abord au sein du stroma-choroïdien; s'y cantonne-t-elle, on a de la choroïdite; envahit-elle la rétine, on a de la chorio-rétinite. La preuve que dans la chorio-rétinite le processus morbide débute dans la choroïde, nous la trouvons dans les deux autopsies pratiquées la première par Dor[1] sur un fœtus à terme, la seconde par Rochon-Duvigneaud[2] sur un enfant de deux mois; les deux sujets étaient de souche syphilitique. Dans le cas de Dor, la choroïde était largement atteinte, tandis que la rétine n'était qu'effleurée; dans le cas de Rochon-Duvigneaud, où le sujet était déjà plus âgé, la rétine était plus largement atteinte que dans le cas précédent. Or cet envahissement progressif de la rétine ne présente rien que de très logique, si l'on pense que durant la période fœtale rétine et choroïde, formées chacune par un feuillet différent, ne se trouveront point en contact.

De cette disposition il résulte que la rétine sera d'autant plus atteinte que le contact aura été plus long.

De plus, dans la rétinite la lésion est plus diffuse, em-

[1] Dor, Etude anatomique d'un cas de choroïdite syphilitique, congénitale atrophique, avec hémorragie de la rétine (*Archives d'ophtalm.*, 1896).

[2] Rochon-Duvigneaud, Examen histologique d'une chorio-rétinite d'origine hérédo-syphilitique (*Archives d'ophtalm.*, 1895).

brasse une plus grande surface; dans la choroïdite et la chorio-rétinite au contraire, la lésion se localise, le virus attaque les deux membranes sur une étendue plus ou moins vaste, mais à côté de ces parties détruites on trouve des parties entièrement saines; dans la rétinite nous assistons à une affection en nappe; dans la chorio-rétinite à une affection en profondeur.

Enfin, troisième signe distinctif : dans la rétinite, le processus marche de la périphérie au centre, les fibres qui innervent la partie antérieure ou périphérique de la rétine étant celles qui occupent la zone axiale du nerf optique et les fibres de cette zone étant le plus en rapport avec l'origine des artères; dans la choroïdite et la chorio-rétinite l'affection ne présente rien de fixe, rien de régulier, et se développe indifféremment dans tel endroit ou dans tel autre.

Comme troubles fonctionnels, la rétinite pigmentaire marche sûrement vers une cécité plus ou moins progressive. La vision centrale est encore souvent intacte et même souvent excellente, alors que la vision périphérique est complètement abolie. Dans la chorio-rétinite, au contraire, la perte des deux visions marche de pair et peut même être assez rapide.

Etiologiquement ces trois affections : choroïdite, chorio-rétinite et rétinite peuvent être engendrées par un même microbe, mais par un microbe doué d'une virulence de degré différent suivant l'affection. Ainsi, il faudra un microbe autrement virulent pour engendrer une chorio-rétinite que pour provoquer une simple choroïdite; quoique la syphilis engendre plus fréquemment la chorio-rétinite, que celle-ci soit même une affection absolument syphilitique, on la voit cependant (Alexandre dans son dernier opuscule sur la syphilis des yeux en cite des exemples) produire quelquefois une choroïdite pure et simple ; c'est que le microbe a subi alors soit du fait du temps, soit du fait du milieu peu nourricier dans lequel il vit une certaine atténuation de virulence. Pour ce qui concerne la rétinite, ce n'est plus le microbe lui-même qui entre en scène, ce sont ses toxines, ses sécrétions qui agissent sur le système artériel au même titre que l'alcool, le tabac et tous les poisons minéraux et végétaux. Au reste, l'étude des quelques autopsies que possède la science va nous le prouver.

Ces autopsies se comptent, elles sont au nombre de huit : cinq concernent des malades atteints de rétinite congénitale, trois des malades atteints de rétinite acquise.

Les cas qui intéressent la rétinite congénitale ont été publiés par Landolt, Leber, Poncet et Guaita.

Les observations de **Landolt** sont au nombre de deux ; dans la première :

Les *nerfs optiques* sont atrophiés et transformés en cordons de tissu conjonctif hyperplasié. Les vaisseaux inclus dans le nerf présentent des parois très épaisses.

Les *rétines* offrent la particularité suivante :

Limitante interne très épaissie ;

Fibres optiques en partie atrophiées dans la moitié postérieure, disparues au niveau de l'équateur, tissu conjonctf de cette couche hyperplasié ;

Couche des cellules nerveuses et couche plexiforme interne complètement disparues ;

Couche granuleuse interne assez bien conservée, hyperplasie de son tissu conjonctif ;

L'épithélium pigmentaire est absent par place et s'accumule sur d'autres points. Ces amas sont reliés aux vaisseaux par des cordons noirs qui traversent la rétine dans toute son épaisseur. Ces vaisseaux atteints, le pigment filtre le long de ses parois ;

Les vaisseaux ont leurs parois quadruplées d'épaisseur, les plus petits devenus imperméables disparaissent en certains endroits ; les plus gros ne laissent passer qu'une rangée de globules.

Toutes les autres couches de la rétine ont disparu et se trouvent remplacées par du tissu conjonctif fibrillaire et de petits îlots de pigment, surtout nombreux à la périphérie;

Rien au niveau de la *choroïde ;*

Au côté du *vitré*, on trouve de l'adhérence de ce dernier à la rétine, la présence à sa périphérie de leucocytes renfermant des granulations pigmentaires et du pigment à l'état libre ;

Le *cristallin*, au niveau de ses deux pôles, présente une légère modification de ses fibres, lesquelles présentent des masses irrégulières bosselées.

Dans la seconde observation de Landolt, les lésions sont presque identiques à celles de la première et ne diffèrent que sur de petits points de détail ; ainsi, dans la choroïde, on trouve de l'épaississement des parois des vaisseaux de gros calibre.

Leber, l'examen *post-mortem* d'un œil a donné les résultats suivants :

A la périphérie de la rétine, disparition des éléments nerveux remplacés par du tissu conjonctif hyperplasié ; absence complète des cônes et des bâtonnets remplacés par des amas de pigment et des excroissances verruqueuses de la lame vitrée ; la couche granuleuse externe est en partie disparue ; la couche granuleuse interne serait mieux conservée ;

Près de la papille, quelques faisceaux de fibres optiques ; épaississement de la limitante interne ;

Les vaisseaux avaient leurs parois épaissies ; les plus petits étaient sclérosés ; dans la papille, nombre de petits vaisseaux oblitérés ;

Le pigment était surtout intense le long des vaisseaux ; il était contenu dans des cellules adhérant aux vaisseaux, dont il pénétrait aussi la membrane adventice.

Le malade de **Poncet** étant mort de scarlatine, la choroïde présentait un infiltrat de pus dû à l'inflammation métastatique propre aux fièvres graves.

Du côté de la rétine, les fibres nerveuses optiques étaient réduites de volume ; les fibres de Muller étaient saines, non hypertrophiées, les cellules ganglionnaires et les deux couches de grains intactes ; seule, la couche externe des grains, et dans sa zone équatoriale seulement, présentait des blocs pigmentaires composés de huit à dix cellules, imprégnées çà et là d'un ou deux éléments noircis ; ces éléments n'affectent point la forme d'étoiles ou de corpuscules osseux.

Les vaisseaux de la papille et de son pourtour sont intacts, mais, à un ou deux diamètres papillaires de la papille, ils commencent à être sclérosés.

De toutes les analyses microscopiques d'yeux atteints de rétinite pigmentaire congénitale, celle de **Guaita** est assurément la plus complète.

Du côté du *vitré*, l'auteur n'a remarqué aucune altération saisissable par le microscope, si ce n'est une légère infiltration de granulations pigmentaires, quelques-unes libres, quelques autres réunies en petits amas dans ses couches les plus superficielles.

La *cornée*, l'*iris*, le *corps ciliaire*, le *cristallin* ne présentent rien d'anormal ; de même pour la *choroïde*, dont les cellules connectives pigmentées et les vaisseaux ne présentent aucune modification.

Le *nerf optique* ne présente de pathologique que l'atrophie des fibres nerveuses qui sont moins nombreuses, minces, irrégulières dans leur calibre et envahies par la dégénérescence adipeuse. Le tissu connectif interfasciculaire et la névroglie ne sont pas du tout hyperplasiés. Les parois de l'artère centrale et des veines sont intactes.

La papille présente des fibres nerveuses en grande partie atrophiées. Celles que l'on rencontre encore sont amincies et d'un calibre irrégulier. Le tissu connectif et la névroglie se sont hyperplasiés, mais d'une façon peu prononcée. Les vaisseaux ont les parois plus épaisses qu'à l'état normal, leur calibre est néanmoins encore assez considérable.

L'examen de la *rétine* a été de la part de l'auteur l'objet d'un soin tout particulier. Il en étudie la pathologie de deux façons différentes : d'abord en notant les lésions de chaque couche séparément, ensuite en décrivant la topographie de l'ensemble des lésions.

La *portion neuro-épithéliale* (épithélium pigmentaire, cônes et bâtonnets, couche granulaire externe) est complètement détruite, sauf la couche épithéliale pigmentée qui, quoique très altérée, n'en persiste pas moins. Cette altération est surtout marquée vers la région équatoriale. La forme des cellules et leur volume se trouvent modifiés, leur disposition n'est plus la même; rares ici, elles sont abondantes là où elles forment des amas considérables qui se trouvent en contact avec le pigment qui a émigré au travers de la rétine. Ce pigment émigré se trouve contenu dans des cellules semblables à celles de l'épithélium pigmenté, c'est-à-dire des cellules de forme hexagonale, mais d'un type un peu moins régulier et surtout d'une dimension soit plus petite, soit moins grande. Dans ces cellules, le pigment est sous forme de granulations un peu volumineuses, rondes, qui paraissent tout à fait noires quand on baisse l'objectif, un peu plus brillantes, au contraire, quand on l'élève. Ces cellules se rencontrent le long des parois des vaisseaux sclérosés ; peu nombreuses au niveau du pôle postérieur, elles arrivent au niveau de la région équatoriale à recouvrir les parois vasculaires d'une gaine presque continue et parfois très épaisse. A la bifurcation des vaisseaux, la quantité de cellules est encore plus grande, de là l'aspect étoilé du pigment. On rencontre également, surtout vers l'équateur, des granulations de pigment libres de toute enveloppe cellulaire et qui se sont infiltrées dans les tissus, même loin des vaisseaux.

La couche des cônes et des bâtonnets est presque complètement détruite ; on n'en rencontre que quelques traces au pourtour de la papille ; les restes de la couche granulaire externe seraient peut-être un peu plus considérables, quoique également fort endommagés.

La *portion cérébrale*, assez bien conservée dans les régions postérieures, tend de plus en plus à disparaître vers la région équatoriale.

Les cellules mono- et bipolaires sont encore assez nombreuses dans la région péri-papillaire, mais elles deviennent plus rares à mesure qu'on avance vers la région antérieure ; à l'équateur, elles sont complètement remplacées par un amas de noyaux de tissu connectif.

Les fibres nerveuses sont diminuées de nombre et de volume. Dans la région péripapillaire, par suite d'une hyperplasie du tissu conjonctif, leur couche est plus épaisse, mais, à peu de distance de la papille, cette hyperplasie cesse, après quoi, la couche des fibres nerveuses tend à devenir de plus en plus mince jusqu'à sa disparition totale à la région de l'équateur.

Les cellules de soutien subissent une altération inverse de celle des autres éléments de la rétine; elles sont hyperplasiées, mais pas au point que certains auteurs l'ont prétendu. C'est du moins ce que nous permet de croire l'examen du cas de Guaita.

Les vaisseaux présentent un épaississement concentrique de leur paroi, si bien que leur calibre se trouve rétréci et même complètement oblitéré chez les plus petits. L'auteur attribue cet épaississement à la production anormale des fibres connectivales qui, réunies en faisceaux parallèles, suivent les vaisseaux dans le sens de leur axe.

Topographiquement, Guaita distingue plusieurs régions distinctes, basées sur le degré plus ou moins prononcé des élsions; ces régions sont toutes concentriques à la papille. Dans la région la plus proche de la papille, la couche des cônes et des bâtonnets est presque complètement détruite. Seul, de la portion neuro-épithéliale, l'épithélium pigmenté se trouve assez bien conservé ; la portion cérébrale est également fort peu lésée. Les parois des vaisseaux sont légèrement épaissies, mais leur calibre est presque normal. Point de pigment émigré.

A un demi-centimètre en arrière de l'équateur, la rétine

se trouve réduite aux couches suivantes : « épithélium pigmenté avec augmentation du nombre de ses éléments ; limitante externe, une couche de résidus de cellules mono- et bipolaires, le plexus cervical aminci, quelques cellules multipolaires à prolongements rares et interrompus ; les fibres du nerf optique en quantité inférieure à la normale ; limitante interne et fibres radiées. » Infiltration de pigment à travers les tissus.

Parois des vaisseaux fortement épaissies, diminution de leur calibre.

Dans la région équatoriale, les éléments de l'épithélium pigmenté sont également augmentés de forme irrégulière et disposés en amas au voisinage des vaisseaux. Au-dessous, on rencontre la limitante interne, puis des noyaux à tissu conjonctif au milieu desquels se trouvent perdus quelques débris des autres couches. Les fibres de Müller sont conservées ; du pigment se trouve émigrer un peu partout ; tous les vaisseaux, même les gros, sont complètement oblitérés et se trouvent entourés de cellules pigmentaires qui se continuent avec celles de l'épithélium.

A un demi-centimètre de l'équateur, la pigmentation diminue pourdi sparaître complètement vers l'ora serrata.

Au niveau de la région ciliaire, la rétine est normale.

En résumé, les lésions constatées au niveau de la rétinite pigmentaire congénitale peuvent se résumer comme suit :

1° Absence presque compléte de lésions choroïdiennes ;

2° Lésions rétiniennes plus profondes au niveau de la région équatoriale, plus avancées au niveau des couches externes ;

3° Lésions constantes des vaisseaux, rétrécissement de leurs parois ;

4° Emigration du pigment d'autant moins avancée que l'affection est plus récente, les troubles fonctionnels moins avancés, les désordres anatomiques moins profonds.

Dans les rétinites acquises, on retrouve au niveau de la rétine les mêmes désordres mais plus accentués, plus étendus ; de plus, les lésions ne se limitent pas à cette membrane et se propagent généralement à la choroïde, quelquefois même à l'humeur vitrée.

Des quelques rétinites pigmentaires acquises qui aient été vérifiées, la première en date est celle de **Donders**. Il s'agissait d'un homme de trente-cinq ans qui avait perdu la vue dans son enfance à la suite de la variole. Les troubles organiques profonds dont les membranes de l'œil étaient l'objet prouvent suffisamment que le virus infectant était des plus prononcés. La cornée était d'une opacité telle qu'il était presque impossible de la distinguer de la sclérotique. L'iris était soudé à la cornée par de nombreuses synéchies ; les procès ciliaires et le muscle de Brucke étaient atrophiés ; ce dernier présentait la dégénérescence du tissu musculaire. Du côté des membranes profondes, la rétine présentait une certaine adhérence avec la choroïde, entre celle-ci et la rétine existait du tissu conjonctif mal organisé. Les couches profondes de la rétine paraissaient normales ; mais partout où existaient des vaisseaux s'était développé un réseau irrégulier de cellules pigmentaires. Ce réseau commençait à 2 ou 3 millimètres de la papille optique et recouvrait toute la rétine. La papille était atrophiée, déprimée.

Après l'observation de Donders, la seconde en date est celle de **Vagenmann**. Régulièrement, l'observation de

Vagenmann devrait être considérée comme un cas de rétinite congénitale. En effet, l'auteur nous apprend que deux autres membres de la même famille, la sœur et la nièce du malade se trouvent atteints de la même affection, que tous trois sont également affectés d'une dureté d'ouïe assez prononcée. L'hérédité se trouve donc ici en cause, mais ce que l'auteur oublie de nous raconter, c'est l'histoire de son sujet, sa condition sociale, sa profession, son âge, la façon dont a débuté son infirmité, la marche qu'elle a suivie. Peut-être l'apport de tous ces détails nous eût-il donné l'explication des lésions qu'a rencontrées l'auteur et qui laissent présumer qu'à l'élément congénital est venu se surajouter un élément acquis.

La *rétine* se trouvait épaissie sur toute son étendue et en beaucoup d'endroits présentait des adhérences avec la choroïde sans qu'il soit pourtant impossible de séparer nettement ces deux membranes. Cet épaississement est dû à l'hypertrophie du tissu de soutien et à ses formations nouvelles. Sur la face interne de la rétine, on voit de vastes nappes de tissu de soutien de formation récente sous forme de surélevure légèrement arquée. On trouve aussi à la place des cônes et des bâtonnets entièrement détruits un tissu de nouvelle formation dans lequel, à côté des cellules de soutien on rencontre à l'état isolé des cellules de forme spéciale renfermant de gros noyaux. La dégénérescence de la portion nerveuse de la rétine est fort avancée. La portion nerveuse de toute la rétine, sauf la région maculaire est tout à fait détruite. Exception est faite pour la couche des fibres que l'on peut suivre à partir de la papille sur une assez grande étendue et que l'on trouve seulement entremêlée de cellules,

L'épithélium pigmenté subit dans notre cas les mêmes lésions que dans les cas relatés jusqu'ici. Les cellules de pigment sont sur de grandes étendues disposées en couches régulières ; les unes sont bien pigmentées, les autres très pauvres en molécules de pigment, d'autres enfin complètement sans pigment En certains endroits, l'épithélium pigmenté manque absolument ; en retour, en d'autres endroits, il présente plusieurs assises de cellules en forme de piles plongeant dans l'épaisseur de la rétine à la façon des arches d'un pont. La forme et la grandeur des cellules de l'épithélium pigmentaire montre une déviation de la forme anormale. Les parois des vaisseaux renferment beaucoup de pigments. Ce pigment est en partie extérieur, en partie infiltré dans le tissu des grains. On rencontre aussi l'oblitération des vaisseaux dont la lumière est comblée de cellules pigmentaires. Le pigment n'est pas toujours renfermé dans des cellules, il peut se présenter à travers les tissus sous forme de fines molécules, dénuées d'enveloppe.

La *macula lutea* se différenciait nettement du reste de la rétine. Dans un petit espace tout contre la macula, les tissus étaient encore relativement bons. Cette constatation explique ce fait que notre sujet ait conservé jusqu'à sa mort un dernier reste de vision. On rencontre encore à ce niveau quelques cellules de l'épithélium pigmenté de configuration normale et fortement pigmentée. On trouve aussi quelques cônes et bâtonnets, non tout à fait normaux peut-être, mais assez faciles à reconnaître. L'auteur a pu compter dans des coupes différentes environ douze petits foyers de dégénérescence encore peu avancés, groupés les uns à côtés des autres. Les autres couches de la rétine étaient également dans cette région relativement bonnes. De la couche granuleuse externe on pouvait séparer la couche granuleuse interne et, en dedans de celle-ci, on trouvait encore quelques cellules ganglionnaires entremêlées à d'autres cellules qui appartenaient au tissu de soutien épaissi.

Dans la *papille* le tissu conjonctif interfasciculaire était fortement épaissi ; les fibres nerveuses minces et atrophiées. L'artère et la veine centrale étaient peu lésées ; en retour, les petits vaisseaux et surtout les capillaires présentaient une dégénérescence hyaline très nette.

La choroïde dont Vagenmann a minutieusement examiné la structure, se trouvait épaissie sur une grande étendue et cet épaississement était dû au stroma dont la contenance en pigment s'était considérablement augmentée. Les parois des gros et des petits vaisseaux étaient très épaissies et sclérosées, la membrane adventice était opaque et obscurcie par de petits grains, parfois même hypertrophiée. Souvent on avait même l'impression que le nombre des vaisseaux était moindre. En certains endroits la chorio-capillaire était difficile à constater, tandis qu'en d'autres elle était nettement visible. Aussi, sur une coupe horizontale l'apercevait-on moins bien en certains endroits qu'en d'autres Enfin, vers le pôle postérieur, on apercevait des formations semblables à des corpuscules osseux.

Les procès ciliaires présentaient eux-mêmes une atrophie assez prononcée.

Du côté de l'*iris*, Vagenmann avait aussi trouvé les vaisseaux frappés d'endartérite, certains même avaient présenté un épaississement anormal de la couche moyenne et de l'adventice.

Le *corps vitré* se trouvait considérablement ratatiné ; sa plus grande partie se trouvait portée en avant dans la moitié antérieure du globe tandis que, postérieurement, la rétine ne se trouvait recouverte que d'une couche mince de vitreum. L'espace compris entre cette couche et la masse antérieure ratatinée du corps vitré se trouvait remplie par un exsudat riche en substances albuminoïdes.

Ainsi cette atrophie diffuse de la choroïde et des procès ciliaires ces troubles au niveau du vitré, enfin les lésions au niveau des diverses couches de la rétine dénotent une virulence assez prononcée et telle que n'en saurait présenter une rétinite d'origine congénitale. De plus, des troubles si étendus et si profonds ne répondent ni aux lésions que l'on observe ophtalmoscopiquement, ni à celles que permet de dépister le microscope dans la rétinite congénitale. Dans aucune de ses observations de rétinite pigmentaire congénitale Hocquard ne signale cette destruction presque totale de la rétine, cette atrophie presque complète de la choroïde que l'on rencontre dans l'observation de Vagenmann comme du reste dans toute observation de rétinite pigmentaire acquise ; dans aucun des cas dont nous avons décrit plus haut l'anatomie pathologique, le microscope ne nous a pas permis de déceler des lésions ailleurs que sur la rétine ; la choroïde surtout présentait une intégrité presque complète.

Bürstenbinder, dans un cas de rétinite pigmentaire acquise, trouve des lésions à peu près semblables. La rétine au niveau de la macula se trouve presque absolument intacte ; à la périphérie elle est également saine ; dans la zone intermédiaire elle présente les lésions ordinaires de la rétine pigmentaire, seule la couche des fibres nerveuses est relativement bien conservée ; la couche des cônes et des bâtonnets a complètement disparu ; la couche externe des grains n'existe également plus. Des masses pigmentaires prennent leur origine dans l'épithélium pigmentaire, puis pénètrent les couches rétiniennes et même les parois des vaisseaux oblitérées.

Les altérations de la choroïde correspondent exactement comme topographie à celles de la rétine ; par endroits on observe de l'épaississement de son stroma ; ses vaisseaux sont diminués de calibre, leur nombre en est diminué ; enfin, sur certains points la chorio-capillaire fait défaut. En outre, l'auteur a rencontré une infiltration leucocytaire assez marquée, ce que Vagenmann n'avait point rencontré, parce que, sans doute, dans son cas l'affection était ancienne, tandis qu'ici elle en était encore à son stade inflammatoire.

De l'étude de ces diverses rétinites pigmentaires tant congénitales qu'acquises, il est deux signes qui ressortent avec la dernière évidence et dont la présence est constante, c'est d'une part le *rétrécissement et l'amincissement des vaisseaux rétiniens*, d'autre part *l'atrophie diffuse de la choroïde*. Le premier de ces signes se retrouve dans les deux cas, à l'état congénital, comme à l'état acquis, mais à un degré un peu moindre dans le premier cas; l'atrophie de la choroïde au contraire à peine appréciable dans la rétinite congénitale, existe réellement et d'une façon prononcée dans la rétinite acquise.

a) Cependant le **rétrécissement des artères**, quoique étant une lésion à peu près la même à l'état congénital comme à l'état acquis, quoique provoquant au niveau de la rétine le même genre de troubles, ne se produit pas dans les deux cas de la même façon ; son étiologie diffère dans les deux formes de rétinite. Aussi Bousseau ne serait-il peut-être pas aussi éloigné de la vérité qu'on a voulu le prétendre, lui qui faisait de la rétinite congénitale un fait tératologique au même titre que le nœvus, le pied-bot, la surdo-mutité, etc. De plus, Barthélémy[1] dont l'autorité dans ces questions de lésions héréditaires fait foi ne prétend-il pas qu'un certain nombre de lésions vasculaires sont consécutives à l'altération du sang par les toxines. Que de cardiopathies précoces dont la vraie cause échappe le plus souvent et qui sont le produit d'un travail de longue date, élaboré par les toxines et commencé durant la vie fœtale. Grey et Charrin, en accouplant des lapins soumis à différentes intoxications, ne sont-ils pas arrivés au même résultat ; n'ont ils pas ainsi créé de toutes pièces chez les descendants des tares semblables ? Nous nous trouvons donc bien en présence d'un *stigmate dystrophique*, stigmate engendré par le virus syphilitique le plus souvent, quoique parfois d'une origine différente.

Dans la rétinite acquise, au contraire, le rétrécissement des artères de la rétine est le fait d'une *dégénérescence acquise*. L'œil se trouvant exposé à un surmenage physique, que ce surmenage soit dû à une application trop prolongée de la fonction visuelle ou à une difficulté dans sa mise en œuvre comme par exemple dans l'hypermétropie où l'œil est soumis à un surcroît d'activité pour la vision de loin comme pour la vision de près : de ce fait, l'œil se trouve dans un état d'infériorité vitale. La couche en-

[1] Barthélemy, *loc. cit.*

dothéliale au contact des toxines répandues dans le courant circulatoire s'enflamme, les couches qui lui sont contiguës, la couche moyenne et la couche externe s'enflamment à leur tour. Puis à ce stade d'inflammation, succède un stade de dégénérescence, d'atrophie et les vaisseaux s'amincissent, se sclérosent. Suivant la toxicité du virus, cet amincissement, cette sclérose marchent plus ou moins vite, aboutissent plus ou moins rapidement à l'atrophie, à la disparition complète.

Or, une fois les vaisseaux de la rétine amincis, atrophiés, que va devenir cette membrane? Voici, résumée à ce sujet, la théorie de Guaita : du fait de cet état de la circulation sanguine, l'apport nourricier au niveau des divers éléments de la rétine se trouve sinon complètement supprimée, du moins fortement diminuée et alors en vertu d'une loi biologique qui trouve souvent sa réalisation en pathologie, la choroïde vient au secours de la rétine animée par une sorte de circulation collatérale. Un courant abondant et saccadé s'établit, d'autant plus saccadé que la marche de l'affection aura été plus rapide. Mais ce courant, quelque abondant qu'il soit, ne peut suffire à remplacer l'absence des vaisseaux rétiniens : de là, au niveau de la rétine une double cause de désordre : d'une part, l'insuffisance de matériaux nutritifs, d'autre part le boulversement produit par le choc du courant choroïdien.

Le premier élément atteint sera la cellule de l'épithélium pigmentaire qui, par suite d'une plus grande abondance de matériaux de nutrition, entre en prolifération et émigre dans le sens du courant. Les cônes et les bâtonnets situés au-dessous se trouvent également traumatisés, bouleversés par le choc du courant. Celui-ci s'engage dans l'espace laissé libre par les vaisseaux rétrécis, et les cellules pigmentaires viennent crever au niveau de leurs parois. Pendant ce temps, le tissu conjonctif et les fibres de Müller s'hyperplasient et finissent par détruire, par compression, les éléments de la rétine, fibres nerveuses, cellules, vaisseaux, qui subsistent encore.

b) A ce surcroît de travail, la choroïde doit forcément s'épuiser, de là son **atrophie diffuse**, atrophie bien nette, bien distincte de celle que l'on rencontre dans les taches de choroïdite ou de chorio-rétinite. Cette atrophie se présente très peu développée dans les rétinites congénitales, d'autant plus développée dans les formes acquises que l'affection aura été plus rapide. Cette différence de degré tient tout simplement à ce fait que dans la forme congénitale, l'affection évoluant d'une façon tout à fait lente, le besoin d'un courant nourricier supplémentaire se fait moins nettement sentir, et en tout cas, les pertes subies étant moins considérables, la choroïde peut les réparer au fur et à mesure.

On est du reste en droit de se demander si, même à l'état physiologique, la choroïde ne joue pas, vis-à-vis de la rétine, un rôle nourricier. La question, pour ne pas avoir été jusqu'ici résolue dans le vrai sens du mot, ne mérite pas moins d'être examinée.

Or, avant de formuler à ce sujet la moindre hypothèse, il est utile de rappeler certaines données anatomiques et physiologiques d'une justesse incontestable[1].

a) La richesse vasculaire de la choroïde est extrême, et cependant le choroïde n'a guère plus besoin de matériaux

[1] Voir : Article de Nuel (*Arch. d'ophtalmologie*, 1892).

nutritifs que la sclérotique ; elle ne renferme ni muscles, ni glandes, ni aucun élément demandant pour fonctionner une dépense notable d'énergie chimique ;

b) La rétine, dans sa portion neuro-épithéliale est complètement dépourvue de vaisseaux, et cependant cônes et bâtonnets sont l'objet d'une activité physiologique constante (acte de la vision, sécrétion du rouge rétinien).

En présence de ces deux faits, l'idée prend inévitablement naissance dans l'esprit de l'observateur, de la possibilité d'un rapport entre la choroïde et la couche externe de la rétine. L'apport d'éléments nourriciers de la membrane vasculaire aux couches superficielles de la membrane nerveuse semble chose logique, et l'admission de ce fait explique, dans la structure de ces deux membranes, certains détails qui, sans cela, risqueraient d'être fort incompréhensibles : ainsi on s'expliquerait mal, tout contre la face interne de la choroïde, en contact intime avec les cônes et les bâtonnets, la présence d'un réseau capillaire d'une richesse remarquable. Assurément, le foyer de combustion pour tous ces matériaux apportés par cette abondance de vaisseaux ne peut qu'être extrêmement voisin, c'est-à-dire au niveau des couches externes de la rétine. De plus, la richesse vasculaire semble se présenter dans un rapport inverse avec celle de la rétine ; ainsi, au niveau de la fovea et de la zone interne de la macula qui chez l'homme sont totalement dépourvues de vaisseaux sanguins, et cela peut-être afin que leur transparence soit altérée le moins possible, à ce niveau le nombre des capillaires et des vaisseaux de moyen calibre de la choroïde augmente pendant que le tissu se condense; au contraire, tout autour du nerf optique où la circulation rétinienne est très riche, les vaisseaux choroïdiens, surtout les capillaires, se trouvent très clairsemés.

Conclure de toutes ces remarques que, physiologiquement, la choroïde se trouve chargée d'assurer la nutrition de la couche neuro-épithéliale de la rétine, semblerait une hypothèse des plus admissibles. Néanmoins la chose n'en restera pas moins au rang des hypothèses, tant que l'anatomie d'une part, l'expérimentation de l'autre, ne l'auront point appuyée de démonstrations irréfutables.

Donc, que normalement la choroïde soit ou ne soit pas une source d'alimentation pour la rétine, il n'en reste pas moins vrai que, pathologiquement, elle le devient, et l'*atrophie diffuse de la choroïde* dans la rétinite pigmentaire acquise en est une preuve irréfutable.

La pathogénie de la rétine pigmentaire acquise étant ainsi établie, tous les signes physiques et fonctionnels qui ont été décrits au chapitre de la symptomatologie s'expliquent d'eux-mêmes :

Le *rétrécissement des vaisseaux*, comme symptôme constant et primordial, se conçoit très bien puisqu'il représente en quelque sorte la clef de la lésion, que de lui découle en somme l'affection tout entière ;

L'*émigration du pigment* est la conséquence d'un double désordre : d'une part l'anémie de la rétine, conséquence de l'atrophie des vaisseaux; d'autre part le choc du courant nourricier venu de la choroïde en aide à la rétine;

L'*atrophie de la papille* doit aussi quelque chose à la disparition des petits vaisseaux, mais l'inflammation névritique antérieure qui très souvent précède l'apparition de la rétino ne lui est également pas étrangère;

Le *respect* pendant longtemps *de la macula*, alors que tout le reste de la rétine a disparu, tient en partie à une structure spéciale de la région; la choroïde serait en effet chargée, même à l'état physiologique, de pourvoir à sa nutrition;

Enfin, l'*atrophie diffuse de la choroïde*, dont l'ophtalmoscope lui-même permet de se rendre compte, serait due, nous venons de le voir, à un surcroît de travail que s'impose cette membrane en voulant suppléer à la circulation rétinienne.

Les *signes fonctionnels*, héméralopie et rétrécissement concentrique, trouvent également dans ce mode de pathogénie de la rétinite leur explication nette et précise : la vision nocturne étant, d'après la théorie de Boll, le fait de la sécrétion de l'éritropsine ou rouge rétinien; d'autre part, cette sécrétion étant produite par l'épithélium pigmentaire, si ce dernier, par suite des désordres survenus dans la rétine, disparaît, il est de toute évidence que la vision nocturne disparaîtra aussi; de même le processus morbide, se localisant tout d'abord au niveau de la tunique endothéliale des vaisseaux périphériques de la rétine, c'est par la périphérie que commencera la perte de la vision, et son champ visuel se rétrécira d'une façon concentrique, d'autant moins régulière que l'affection aura évolué plus rapidement, que l'affection aura été plus virulente, partant plus diffuse.

Ainsi la rétinite pigmentaire syphilitique acquise ne compte point d'autopsie propre à son actif, mais l'étude des rétinites, soit congénitales, soitacquises, permet de se représenter le caractère de ses lésions anatomo-pathologiques. En effet, la rétinite pigmentaire syphilitique acquise ne diffère des autres rétinites pigmentaires que sur une question de plus ou moins grande virulence de l'agent causal. Or, cette virulence diffère suivant le *moment* où agit le virus, suivant la *nature* de ce virus. Se manifeste-t-il en pleine période fœtale, l'affection sera congénitale et de gravité moindre; se manifeste-t-il au contraire aux diverses périodes de l'existence, l'affection sera d'autant plus grave que l'individu sera plus avancé en âge. Enfin, ce virus est-il d'essence syphilitique, il engendrera de plus graves désordres que ceux d'origine soit paludéenne, soit variolique. Donc, la rétinite pigmentaire syphilitique acquise possède une anatomie pathologique tout à fait fait semblable à celle de la rétinite pigmentaire congénitale et acquise non syphilitique; elle présente le même genre de lésions, mais plus accentuées seulement.

Ces lésions, nous l'avons vu, peuvent se réduire à deux principales : le rétrécissement des vaisseaux périphériques de la rétine et une certaine atrophie de la choroïde. A elles deux, ces lésions, permettent de s'expliquer la pathogénie de l'affection, le mécanisme suivant lequel se produisent tous les autres troubles anatomiques et physiologiques qui constituent la symptomalologie de l'affection.

L'atrophie de la choroïde et par là nous entendons l'atrophie diffuse générale de toute la membrane, joue surtout un rôle prépondérant ; elle permet nettement de différencier la rétinite acquise de la rétinite congénitale. De plus, loin de prêter à confusion et de laisser croire que rétinite et chorio rétinite sont deux affections mal délimitées, susceptibles d'être confondues, elle permet de bien établir la genèse de la lésion, de la mieux différencier et par là même de mieux établir la distinction qui existe entre la rétinite pigmentaire syphilitique acquise et les autres affections pigmentaires du fond de l'œil.

CHAPITRE VI

DU TRAITEMENT

Le traitement de la rétine pigmentaire acquise sera en rapport avec la marche de l'affection. Il subira des variantes selon que l'affection débutera d'une façon *aiguë*, ce qui est le cas le plus fréquent, ou qu'elle affectera d'emblée une marche *chronique*, ce qui est l'exception.

Dans le premier cas, dans le cas de rétinite pigmentaire acquise débutant par une névrite, il importe d'agir le plus vite et le plus efficacement possible. Il faut donc mettre en pratique le traitement des syphilides, mais en se servant des méthodes les plus rapides et les plus promptes dans leurs effets. Ici, en effet, il ne s'agit plus de simples lésions épidermiques, mais de lésions s'attaquant à des membranes d'une texture tellement délicate que tout désordre produit devient difficilement réparable. Ce traitement, pour être vraiment efficace, doit être multiple : il doit être *général* et *local*.

Local, il doit attaquer le mal au siège même de ses diverses manifestations, mais l'attaque ainsi limitée ne serait qu'illusoire; le virus, pour avoir trouvé dans la rétine un *locus minoris resistentiæ*, n'en a pas moins imprégné l'organisme tout entier; le traitement **général** s'impose donc comme utile complément du traitement local. Ce traitement comprend lui-même deux indications, attaquer directement le virus, c'est le *traitement spécifique* ; l'attaquer indirectement en fortifiant l'organisme et le mettant à même de soutenir la lutte, c'est le *traitement hygiénique*.

Traitement général spécifique. — Le traitement, avons-nous dit, doit agir d'une façon rapide et efficace ; voilà pourquoi au début de toutes les méthodes qualifiées d'exception dans le traitement ordinaire de la syphilis par suite de nombreux inconvénients qui leur sont inhérents, trouvent ici leur application motivée par le seul avantage qu'elles présentent, à savoir : la puissance et la rapidité de leur action. Mais une fois le résultat désiré atteint, une fois les premiers accidents conjurés, il serait peut-être logique et rationnel de les suspendre et d'assurer par l'emploi, soit de la méthode par friction, soit de la méthode stomacale, la continuation des bons effets obtenus.

Les méthodes dites d'exception sont au nombre de trois : les méthodes par injections hypodermiques solubles, par injections hypodermiques insolubles et par injections intraveineuses.

a) La méthode par *injections hypodermiques solubles* compte de nombreux partisans. Galezowski l'emploie dans tous les cas où une intervention rapide s'impose. Le corps auquel il donne la préférence est le cyanure d'hydrargyre. Abadie et Panas préfèrent le sublimé et le peptonate d'hydrargyre.

Le *cyanure d'hydrargyre* s'emploie à la dose d'1 centigramme par jour sous la forme suivante :

Cyanure de mercure . .	1 gramme
Chlorhydrate de cocaïne .	1 —
Eau distillée.	100 —

Le *peptonate de mercure* s'emploie de deux façons différentes ; la première formule, celle de Terrillon et Martineau, est ainsi précisée :

Sublimé	6 grammes
Peptone sèche de Catillon	9 —
Chlorure d'ammonium pur	100 centigrammes

Dissoudre la peptone mercurique ammoniacale dans :

Glycérine pure	72 —
Eau distillée.	24 —

Etendre 5 grammes de cette solution filtrée avec 25 grammes d'eau ; chaque centimètre cube renfermera exactement 10 milligrammes de sublimé ; il faut injecter chaque jour une pleine seringue de Pravaz.

La seconde formule adoptée par certains auteurs est la suivante :

Peptone	30 centigrammes
Chlorure d'ammonium. .	30 —
Sublimé	20 —
Glycérine	5 grammes
Eau distillée.	15 —

Une injection tous les jours ou tous les deux jours.

Le *bi-iodure de mercure* employé par Panas se formule ainsi :

Huile stérilisée	10 grammes
Bi-iodure de mercure . .	4 centigrammes

Une seringue de Pravaz contient exatement 4 milligrammes de bi-iodure; dose quotidienne : une demi-seringue de Pravaz à une seringue et demie.

Le *sublimé* employé par Lewin, le promoteur de la méthode, s'emploie dissous dans l'eau :

Sublimé	50 centigrammes
Sel marin	1 gramme
Eau distillée.	100 —

Lewin injectait 2 grammes de la solution à la fois et parfois faisait deux injections par jour. Il poussait l'injection très profondément dans l'épaisseur des muscles, en pleine fesse.

Liegeois rendit l'injection moins douloureuse en remplaçant le sel par la morphine :

Eau distillée.	100 grammes
Sublimé	20 centigrammes
Chlorhydrate de morphine	10 —

Le *succinimide de mercure* est employé par Jullien sous la forme suivante :

Succinimide	20 centigrammes
Eau	100 grammes

S'injecte à la dose de 5 grammes par jour; ce corps se distinguerait des autres par la fixité de sa solution et ne déterminerait aucun accident local.

Voilà pour les injections solubles.

b) La méthode par les *injections insolubles* serait, d'après Mauriac, le mode le plus énergique et le plus prompt de cette sursaturation hydrargyrique que l'on recherche dans le traitement intensif.

Scarenzio, qui fut le promoteur de la méthode, employait comme substance *le calomel,* comme véhicule la glycérine. Un des inconvénients de la méthode fut la douleur accompagnée de réaction inflammatoire locale des tissus; Smirnoff d'une part, Balzer de l'autre tâchèrent d'y remédier, le premier par sa découverte de régions tolérantes, le second par l'emploi d'un véhicule moins irritant, moins altérable : la vaseline.

La formule employée par Scarenzio lui-même est aujourd'hui la suivante :

Calomel à la vapeur . .	1 gramme
Vaseline liquide. . . .	10 —

La dose totale est injectée (à l'aide de préférence de la seringue de Roux, plus facile à aseptiser) dans l'interstice du système musculaire. L'injection est d'abord renouvelée tous les quinze jours, puis, plus tard, on laisse entre chaque injection un laps de temps de vingt, vingt-cinq, trente jours. Au Congrès de Rome (1894) comme au Congrès de Moscou (1897), Jullien s'est fait le défenseur acharné de cette méthode, à laquelle il devrait, dit-il, un avortement véritable des accidents syphilitiques.

Cependant, malgré l'atténuation des accidents, la persistance de ceux-ci amena certains observateurs à changer de substance, tout en conservant la méthode.

L'un deux, Lang, médecin de Vienne, imagina de recourir au mercure et d'éteindre celui-ci dans de la graine et de l'huile, le tout aseptisé par de l'acide phénique. Le mélange ainsi constitué fut appelé *huile grise.* La formule de Lang était celle-ci :

Mercure	3 parties
Lanoline	
Huile d'olive stérilisée .	4 —

Elle fut modifiée par Balzer de la façon suivante :

Mercure	20 grammes
Teinture de benjoin . .	5 —
Huile de vaseline . . .	40 —

Tous les cinq à huit jours, on injecte le quart ou le tiers d'une seringue de Pravaz.

L'emploi de l'huile grise, au point de vue du peu d'inconvénients, était bien supérieur à celui du calomel; pas d'irritation locale des tissus, pas de douleur, pas d'intoxication générale, mais, au point de vue curatif, elle lui était bien inférieure.

A ce dernier point de vue l'*oxyde jaune de mercure* employée pour la première fois par Watrazevoski, serait supérieur à l'huile grise, quoique d'une efficacité moindre encore que le calomel. La formule de Watrazevoski est celle-ci :

Oxyde jaune de mercure .	1 gramme
Gomme arabique . . .	25 centigrammes
Eau distillée	30 grammes

3 à 6 seringues de Pravaz à des intervalles de six à huit jours.

c) Une méthode d'une rapidité et d'une efficacité encore moins contestable serait les *injections intra-veineuses* de mercure. Cette méthode est mise en pratique depuis quelques années par le professeur Bacelli. En France, Darier s'en est fait un des plus chauds défenseurs. Dans un travail récent, Jehin-Prune[1] en a vanté les bons effets, surtout au point de vue de l'absence de toxicité. Galezowski[2], au contraire, a vivement combattu cette méthode qu'il croit capable de provoquer les plus graves dangers, abcès, érysipèle au niveau de l'injection, embolie, thrombose par suite de la facile coagulabité du sang veineux.

Le corps employé était soit le sublimé, soit le peptonate, soit le cyanure d'hydrargyre en solution à 1/100.

La dose maximum injectée est de 1 centigramme à laquelle on arrive progressivement en injectant d'abord la demi-seringue et ensuite la seringue entière. On fait d'abord une injection intra-veineuse tous les deux jours, puis on les espace tous les trois, tous les quatre et finalement tous les huit jours. D'après Jehin, au bout de 10 à 15 injections, la maladie du fond de l'œil la plus grave doit être arrêtée et guérie même, si elle a été prise à temps.

Ces trois grandes méthodes, si elles ont le grand avantage d'agir vite et d'agir sûrement, présentent trop d'inconvénients et même de dangers pour pouvoir être longtemps continuées. Une fois l'affection enrayée dans sa marche, il faut suspendre ce traitement intensif et maintenir le bien acquis par un traitement moins dangereux. à savoir l'absorption du mercure soit par les frictions, soit par les voies digestives :

a) La méthode *par frictions* jouit chez certains ophtal-

[1] *Union médicale du Canada*, sept. et oct., 1896.

[2] Galezowski, Du danger des injections intra-veineuse des préparations mercurielles (*Recueil d'ophtalm.*, 1896).

mologistes d'une vogue incontestée. De ce nombre est Galezowski, qui n'admet comme traitement antisyphilitique, que les frictions quotidiennes à la dose de 2 grammes d'onguent mercuriel double au niveau d'une jointure. Chaque jour on frictionnera une jointure différente, de façon à ce que la même jointure ne soit frictionnée qu'une fois tous les sept ou huit jours, et de façon à éviter ainsi tout accident d'inflammation locale. La friction durera quinze à vingt minutes; et l'opération, une fois terminée, on couvrira la région avec du coton hydrophile ; le tout sera enveloppé d'une feuille de gutta. Le pansement ainsi fait restera intact toute la nuit jusqu'au lendemain matin. La région sera alors lavée au savon, séchée et saupoudrée d'amidon. Ce traitement, d'après les données de Galezowski, devra durer deux années consécutives, sans rémission aucune, et si un accident quelconque venait obliger le patient à suspendre son traitement, celui-ci serait continué à l'échéance des deux années d'autant de temps qu'aura duré la suspension.

Cependant tout à fait au début de l'affection, ces frictions sur une seule jointure seraient, au dire de Galezowski, tout à fait insuffisantes ; des frictions générales sur tout le corps pratiquées pendant quelques jours semblent de toute nécessité, alors même qu'elles provoqueraient des accidents.

b) L'absorption du mercure *par la voie buccale.* De tous les sels mercuriaux administrés par cette voie deux ont toujours joui à travers les temps de la même faveur : le sublimé et le proto-iodure.

Le *sublimé* s'emploie sous deux formes : en solution et en pilules. En solution, il prend le nom de liqueur de van Svieten, ainsi formulée par son auteur :

Eau distillée.	900	grammes
Alcool à 90 degrés . . .	100	—
Bichlorure de mercure .	1	—

de sorte que chaque cuillerée à soupe contient 16 milligrammes de sublimé.

Pour remédier à sa saveur métallique et atténuer ses troubles gastriques, Mauriac l'a ainsi modifiée :

Eau distillée.	250	grammes
Sirop de morphine. . . } Sirop de fleurs d'oranger. }	100	—
Alcool de mélisse . . .	50	—
Bichlorure de mercure .	50	centigrammes

de sorte que chaque cuillerée à soupe contient 2 centigrammes de sublimé et 5 grammes de sirop de morphine, c'est-à-dire 0,0025 de morphine. Mauriac emploie cette solution à la dose d'une demi-cuillerée matin et soir.

La forme pilulaire a été adoptée pour la première fois par Dupuytren, qui formulait ainsi :

Bichlorure de mercure .	30	centigrammes
Extrait aqueux d'opium .	10	grammes
Extrait de gaïac. . . .	3	—

pour 30 pilules.

Plus tard, la formule a été modifiée et aujourd'hui la pilule de Dupuytren est ainsi constituée :

Bichlorure de mercure .	1	centigramme
Extrait d'opium. . . .	2	—
Extrait de gaïac . . .	4	—

Fournier supprime l'extrait de gaïac, diminue la dose d'opium, et la pilule ainsi remaniée se formule :

Bichlorure de mercure .	1 centigramme
Extrait d'opium. . . .	

Mauriac, dans le but de les rendre plus digestives, ajoute de l'extrait de quinquina :

Sublimé	1 centigramme
Extrait thébaïque	
Extrait de quina	6 —

Le sublimé aurait l'inconvénient d'être fort mal toléré par l'estomac ; de plus, d'après Fournier, il conviendrait mieux dans les syphilides secondaires tardives que tout à fait au début.

Le *protoiodure* s'emploie sous forme de pilules, dites pilules de Ricord ; ce dernier les formulait ainsi :

Protoiodure de mercure .	3 grammes
Extrait thébaïque	1 —
Thridace	3 —
Conserve de rose	5 —

pour 60 pilules à la dose moyenne de 1 par jour.

Fournier, diminuant la dose d'opium qui est de 0 gr. 016 par pilule et supprimant le thridace et la conserve de roses reconnus inutiles, les simplifie ainsi :

Protoiodure de mercure .	5 centigrammes
Extrait d'opium. . . .	1 —

pour une pilule.

Mauriac ajoute du quinquina et diminue la dose de mercure :

Protoiodure	3 centigrammes

Extrait thébaïque	1 centigramme
Extrait de quinquina . .	6 —

pour une pilule.

Traitement général hygienique. — La syphilis n'agit pas seulement localement sur tel ou tel organe, son activité néfaste retentit également sur l'organisme en général et provoque chez celui qui en est porteur :

Soit de l'*anémie ;*
Soit de l'*asthénie* ou *nervosisme ;*
Soit de la *dénutrition des tissus ;*
Soit les *trois affections à la fois.*

L'*anémie* se manifeste par les signes qui lui sont habituels : lassitude générale, pâleur de la peau et des muqueuses, essoufflement et palpitations faciles, signes stéthoscopiques fréquents. Anatomiquement, elle se caractérise par une altération dans la constitution du sang, se manifestant à la fois :

Et par une diminution du pourcentage de l'hémoglobine ;
Et par une diminution du nombre des hématies ;
Et par une élévation du nombre des globules blancs.

L'*asthénie* se caractérise par un état de dépression générale de tout l'être, aussi bien intellectuelle que physique, se manifestant par les signes suivants : lenteur de l'intelligence, faiblesse musculaire constatable au dynamomètre, alanguissement des fonctions splanchniques, etc.

La *dénutrition* se manifeste par une désassimilation

générale de tous les organes, désassimilation qui parfois peut aller jusqu'à la consomption.

Or, que le mercure en atténuant le virus syphilitique, en le modifiant tout au moins, empêche les troubles de s'aggraver, l'anémie de devenir plus avancée, le nervosisme de se prononcer davantage, la dénutrition de faire de nouveaux progrès, il n'y a à cela rien d'impossible : c'est là le rôle du médicament. Mais là se borne ce rôle ; trop heureux que par son action toxique le mercure ne vienne envenimer les troubles généraux produits par la maladie. A l'hygiène appartient le soin de réparer les désordres causés soit par la syphilis elle-même, soit quelquefois par la médication spécifique, à elle de rendre au sang sa composition normale, à la cellule nerveuse son ancienne constitution, à l'organisme ses réserves épuisées. Cette hygiène, pour être efficace, doit viser trois points principaux :

a) L'*alimentation* ;

b) Le *bon état des voies digestives*, ou organe d'absorption ;

c) Le *bon fonctionnement de l'appareil secréteur* ou organe d'élimination.

a) L'*alimentation* doit être, de la part du syphilitique, l'objet d'une attention soutenue. Contrairement aux vieilles méthodes du moyen âge, qui soumettaient le patient à une diète sévère, une nourriture à la fois saine, substantielle et abondante est au contraire nécessaire. Le malade doit rejeter tout aliment d'une digestion pénible ou capable d'enflammer la muqueuse de l'estomac et des voies digestives. Il doit éviter les mets épicés, s'interdire l'alcool et le tabac. On a remarqué, en effet, que l'usage trop fréquent de ces diverses substances de la part d'individus présentant des plaques muqueuses, rend la guérison de ces dernières très difficile et provoque l'apparition de nouveaux désordres, soit au niveau des muqueuses, soit au niveau de l'épiderme, du cerveau, etc. Le lait et la viande doivent constituer la base de l'alimentation : le lait, qui tout en étant très nutritif est un diurétique puissant et entretient le bon fonctionnement des voies secrétoires, peau, rein, foie ; la viande, la viande de bœuf surtout, qui, par ses principes minéraux, permet à l'hémoglobine de se régénérer, aux hématies de se multiplier, aux globules blancs d'émigrer.

b) Mais pour que cette alimentation produise son plein effet, il faut des *voies digestives en parfait état.* Or, l'un des troubles les plus fréquents, inhérent non à la syphilis mais à sa médication par le mercure, est la *stomatite.* Le seul moyen de la prévenir est le lavage minutieux de la bouche. Le patient devra se brosser les dents et se gargariser deux fois par jour ; s'il a une mauvaise dentition, il doit soumettre ses dents à l'examen d'un dentiste.

L'*estomac* doit être également de la part du patient l'objet de soins continus. Jouant dans l'acte de la digestion le rôle principal, il doit être toujours en état de fonctionner. Tout ce qui peut irriter sa muqueuse, dilater ses fibres, troubler sa sécrétion, doit être rigoureusement banni de l'alimentation ; voilà pourquoi l'administration du mercure doit être l'objet d'une grande surveillance. C'est que le mercure peut agir sur la muqueuse de l'estomac de deux façons : selon qu'il est absorbé par voie digestive ou par voie hypodermique ; dans le premier cas, l'hydrargyrie résulte d'une action topique et directe ; dans le second cas, de l'absorption du médicament. En effet, le mercure administré soit par frictions, soit par injections produisant une sursaturation de l'organisme, laisse à la muqueuse le soin d'accomplir une certaine élimination.

Du reste, cette tolérance de l'estomac est très variable suivant les individus. L'estomac est loin d'être toujours aussi sain, aussi robuste que veulent bien le prétendre les syphiligraphes ; il est certaines régions dans le midi de la France où, par suite sans doute d'un abus des mets épicés et indigestes, les estomacs se trouvent très souvent atteints de catarrhe chronique. Sur dix malades qui viennent vous consulter, huit au moins se plaignent de l'estomac et accusent toujours les mêmes symptômes. Or, que ces malades ainsi affectés viennent à être inoculés par la syphilis, de quelles précautions ne devra pas s'entourer le clinicien pour administrer le mercure à ce malade. Le lait jouera alors un grand rôle dans la marche et le pronostic de l'affection. Il permettra de diluer le poison tout en lui conservant sa propriété curative et par là-même de protéger la muqueuse contre son action révulsive.

La *muqueuse intestinale* est très souvent simultanément atteinte avec celle de l'estomac ; quelquefois elle l'est toute seule sans que l'autre le soit. L'inflammation présente des degrés depuis la simple hyperémie jusqu'à la perforation. Pour atténuer sinon guérir le mal, il est un remède fort précieux tour à tour bafoué et remis en honneur : le lavement tiède auquel, dans certains cas, on tend aujourd'hui à substituer le lavage. L'eau ainsi injectée débarrasse la muqueuse des déchets plus ou moins imprégnés de mercure qui, en séjournant trop longtemps à son contact, finissent par l'enflammer, parfois même par l'ulcérer.

c) Mais il ne suffit pas que le mercure puisse être absorbé sans fatigue pour les voies digestives. Il faut encore que ce poison puisse facilement s'éliminer et qu'il ne s'accumule point dans l'organisme. Cette *élimination* est du ressort des trois grands émonctoires : la peau, le foie et les reins.

La peau pour bien fonctionner doit être propre, débarrassée de tout enduit qui pourrait obstruer ses pores. Le bain tiède de son ou d'amidon remplit bien ce but. Elle doit être de plus excitée, stimulée de façon à activer la circulation et à pouvoir absorber une plus grande quantité de mercure sans en éprouver aucun dommage ; or, deux médications répondent bien à cette indication : d'une part, l'hydrothérapie ; d'autre part, la balnéation sulfureuse, cette dernière surtout.

Le foie mérite aussi d'attirer l'attention du syphiligraphe puisque son rôle principal est d'atténuer la virulence du poison, avant que celui-ci se soit répandu par la voie circulatoire à travers l'organisme. Ici le régime maigre, surtout le régime lacté à l'intérieur, un peu de révulsion à l'extérieur, permettront au foie congestionné de redevenir perméable.

La perméabilité rénale se trouvera bien elle aussi du régime lacté, des révulsifs et surtout des lavements intestinaux tièdes.

Un bon stimulant du système glandulaire en général (peau, foie, rein) est la pilocarpine employée soit en pommade, soit en injections.

Traitement local. — Dans une affection oculaire à marche chronique, le traitement général à la fois spécifique et hygiénique pourrait, à la rigueur, amplement suffire, mais dans une affection aiguë à marche rapide et c'est ici le cas, le traitement local pouvant permettre d'attaquer le processus d'une façon moins énergique peut-être que le traitement général, mais en tout cas d'une façon excessivement rapide, ce traitement s'impose.

Mais avant de connaître les substances à employer, il serait utile de savoir si vraiment ces substances peuvent pénétrer dans le globe oculaire, si, en réalité, elles y pénètrent : *l'anatomie* d'une part, *l'expérimentation* de l'autre vont nous renseigner à ce sujet.

Les classiques nous apprennent qu'il n'y a point dans l'œil de système lymphatique comparable à celui que l'on rencontre dans les autres parties de l'organisme, mais il existe des cavités tapissées de revêtement endothéliaux comparables aux grandes cavités séreuses de l'organisme et qui communiquent entre elles par des prolongements canaliculés.

Seule la *conjonctive* fait exception à la régle : Sappey, lui, a découvert deux réseaux lymphatiques, l'un superficiel, l'autre profond, tous deux unis entre eux par des anastomoses à trajet vertical et oblique. Ces vaisseaux se dirigent les uns vers l'angle interne, les autres vers l'angle externe de l'œil et là, s'unissant aux lymphatiques des paupières, ils aboutissent ceux de l'angle externe aux ganglions parotidiens, ceux de l'angle interne aux ganglions sous-maxillaires. Le réseau du limbé conjonctival formé par des capillaires plus ténus et plus serrés que sur le reste du réseau se trouve en rapport direct avec les lacunes et les canaux interstitiels de la cornée.

La *cornée* est pourvue d'un système de lacunes d'où

partent en rayonnant des prolongements canaliculés qui s'anastomosent avec les prolongements similaires des lacunes voisines. Lacunes et canalicules sont tapissées par une couche endothéliale.

Les lacunes de la cornée communiquent avec les lacunes de la *sclérotique*, lesquelles sont également reliées entre elles par des canalicules.

Dans la couche des gros vaisseaux de la *choroïde* existerait, d'après Morant, un système de gaines lymphatiques qui les entoure à la façon d'un mamelon et dans lequel circule la lymphe.

Sur la face extérieure de *l'iris* Nuel et Cornil en 1890 ont décrit des dépressions ou cryptes au fond desquelles des stomates établissaient une libre communication entre les espaces lymphatiques de l'iris et la chambre antérieure.

Au niveau de la *rétine*, la lymphe circule : 1° dans un système de lacunes qui occupent les interstices des éléments histologiques de cette membrane ; 2° dans les gaines périvasculaires que His et Schvalbe ont décrites comme situées autour des artères, des veines et des capillaires. Cette lymphe suit le même trajet que le sang veineux, se porte vers la papille, traverse la lamina cribrosa à travers un système de fentes qui ont été décrites par Wolfring et se déverse dans les espaces lymphatiques du nerf optique.

La division de *l'humeur vitrée* en de nombreux segments la présence d'un canal central ou canal de Cloquet se continuant en avant avec l'espace post-lenticulaire, laissent présumer la présence du réservoir lymphatique au centre du vitré.

Ajoutons à cela les deux grands espaces supra-scléroti-cal et supra-choroïdien et l'on comprendra que la lymphe puisse circuler librement au travers des divers tissus de l'œil.

Du reste, cette hypothèse que l'étude anatomique des voies lymphatiques de l'œil nous permet d'émettre, l'*expérimentation* ne vient-elle pas la confirmer.

Michel ayant fait une injection dans la chambre antérieure a obtenu à la fois le remplissage du canal de Petit et du canal hyaloïdien. D'autre part Schvalbe, en faisant une injection de matière colorante dans les espaces lymphatiques du nerf optique, a pu remplir le canal hyaloïdien. Le passage de la chambre antérieure au nerf optique est donc possible par les voies lymphatiques.

Pflüger et Berne firent des expériences sur le lapin au moyen de la fluorescence.

Ils injectèrent quelques gouttes de cette substance en solution saturée sous la conjonctive ou sous un des muscles droits (espace de Tenon) et virent sous les yeux marcher la substance colorante vers la cornée et de la cornée vers le centre sous forme d'un triangle à pointe arrondie. Bientôt toute la cornée fut envahie et l'humeur aqueuse aussi. Puis, ayant fait l'autopsie de l'œil, ils virent que la fluorescence avait pénétré dans l'uvée, dans l'espace supra-choroïdien, dans le corps vitré, surtout dans ses couches superficielles et même dans le cristallin. La rétine et le nerf optique n'étaient presque pas colorés mais encore l'étaient-ils et peut-être auraient-ils fini par l'être davantage si l'injection avait pu être répétée plusieurs fois.

De ces doubles données de l'anatomie d'abord, de l'expérimentation ensuite, il résulte que tout corps mis au contact des membranes externes de l'œil, conjontive et même cornée (la cornée serait même, au dire de certains, meilleure conductrice que la conjonctive) peut pénétrer dans les membranes profondes ; le même résultat peut être obtenu de trois façons différentes :

Par les *pommades ;*

Par les *collyres ;*

Par les *injections sous-conjonctivales.*

Cependant les *pommades* et les *collyres* sont peu employés, quoique les expériences de Bellarminoff aient démontré que les liquides inutiles dans le sac conjonctival passent bien plus facilement dans l'intérieur de l'œil à travers la cornée que par la voie sous-conjonctivale. Dans les affections choroïdiennes ou chorio-rétiniennes, Galezowski[1] aurait cependant employé la pommade au phénate d'hydrargyre :

Lanoline	10 grammes
Phénate d'hydrargyre . .	10 à 20 centigrammes

De même que le collyre à base de la même substance :

Eau distillée	10 grammes
Phénate d'hydrasgyre . .	1 milligramme

Ces préparations ne seraient nullement corrosives même à des doses élevées, ce qui permet de les introduire sans danger aucun entre les paupières où elles séjournent un certain temps en attendant d'être absor-

[1] Galezowski, Sur les avantages du phénate d'hydrargyre et du phénate d'or dans les affections oculaires *(Société d'ophtalmologie de Paris*, 1895).

bées par les membranes externes. Les autres corps mercuriels, le sublimé, par exemple, employés à haute dose sont trop caustiques pour pouvoir être portés au contact de la cornée, mais il est un moyen de le faire pénétrer sans danger dans le courant lymphatique, c'est de les injecter sous la conjonctive.

L'idée des *injections sous-conjonctivales* appartient à Rothmund[1] qui, en 1866, pratiqua des injections sous-conjonctivales de chlorure de sodium, mais le premier, Secondi de Turin[2] employa les injections de sublimé (1889). En France, Darier[3], le premier, adopta la méthode ; il fit lui-même, à ce sujet, une communication à la Société d'ophtalmologie (1891).

Depuis, les injections sous-conjonctivales ont été expérimentées sur une vaste échelle et les résultats en ont été presque toujours positifs.

La solution employée a varié avec les auteurs ; Secondi employait une solution à 2 1/2 pour 1000; Darier à 1/1000; de Gama, Bergmeister[4] à 1/2000 ; les injections se répètent tous les deux ou trois jours.

Dufour, de Lauzanne[5], emploie pour atténuer la dou-

[1]. Rothmund, Injections sous-conjonctivales de chlorure de sodium (*Klinische Monatsblatter für Augenheilkunde*, 1866).

[2] Secondi, de Turin, Injection sous-conj. de sublimé (*Giornale R. Academia di medicina di Torino*, 1889).

[3] Darier, Injection sous-conj. de sublimé en thérapeutique oculaire (*Gazette des Hôpitaux*, 1891).

[4] Bergmeister, Injections sous-conj. de sublimé (*Société de médecine de Vienne*, 1894).

[5] Dufour, de Lausanne, Injections sous-conj. en thérap. oculaire (*la Clinique ophtalmologique*, 1896).

leur une solution à 45 degrés. Fromager, de Bordeaux[1], a substitué le cyanure de mercure au sublimé et l'emploie à la dose de 2 milligrammes et demi par injection ; il lui reconnaît des vertus encore plus caractérisées qu'au sublimé.

Tout dernièrement, M. Rollet a expérimenté dans son service de la Croix-Rousse les injections sous-conjonctivales de bi-iodure de mercure à 4/1000 ; ces injections lui ont donné des résultats excellents, souvent même surprenants. Dans un cas d'irido-cyclite, elles lui ont permis de redonner un certain degré d'acuité à une malade qui ne distinguait plus que la lumière du jour et qui, de l'avis des ophtalmologistes qui l'avaient précédemment examinée présentait une affection incurable. Nous n'avons pas eu l'occasion d'employer ni de voir employer ces injections dans le traitement de la rétinite pigmentaire, mais, du moment qu'elles se sont trouvées efficaces dans les affections de la région ciliaire, il est permis de croire qu'elles eussent également amélioré les lésions de la rétine.

Comment agit, au niveau des tissus, l'injection sous-conjonctivale d'huile bi-iodurée ? Elle paraît agir de trois façons :

a) Par l'huile, son véhicule, qui tout en étant un bon dissolvant est aussi un antiphlogistique de premier ordre et de cette façon atténue l'action irritante du mercure, empêche toute réaction locale et la douleur qui l'accompagne.

b) Par le caractère antiseptique du composé mercuriel. Si l'on remarque, en effet, que la puissance parasiticide du

[1] Fromager et Laffaye, Injections sous-conj. de cyanure de mercure (*Société d'anatomie de Bordeaux*, mars 1897).

bi-iodure est trente-quatre fois plus forte que celle du sublimé que, de plus, la solution employée (4/1000) est plus concentrée que la solution de sublimé tolérée (1/1000), il est facile de se représenter ses vertus antiseptiques.

c) Par son pouvoir spécifique. Tout comme le sublimé, le bi-iodure de mercure fait merveille contre les lésions de nature syphilitique et, comme il possède sur le sublimé l'avantage de pouvoir être injecté à plus haute dose sans avoir à redouter d'accident, l'effet n'en est que plus considérable.

L'injection sous-conjonctivale se fait d'ordinaire au niveau de la conjonctive bulbaire; on injecte sous celle-ci que l'on soulève au moyen d'une pince une division ou deux de la seringue de Pravaz aseptisée. Il se forme alors une petite boule d'œdème répondant au liquide injecté; au bout d'une heure, cette boule s'étale, s'aplatit, et le plus souvent disparaît. Mais d'autres fois tout ne se passe pas ainsi. La boule, au lieu de rétrogresser, augmente au contraire de dimension; il semble qu'une certaine quantité de lymphe est venue par exosmose se joindre au liquide injecté et en augmente le volume. Il se produit une sorte d'œdème.

Cet œdème peut même atteindre d'assez fortes proportions et devenir un chémosis assez intense.

Cet accident est surtout fréquent avec les injections de sublimé.

Le traitement local de la rétinite pigmentaire ne doit pas être seulement médicamenteux; il comprend également certaines recommandations *touchant l'hygiène;* ainsi le malade doit s'abstenir de toute fatigue visuelle, ne s'adonner à aucune lecture, même facile; il évitera les rayons trop ardents de la lumière solaire, et, dans ce but, portera des verres fumés.

Dans le second cas, qu'il nous reste à envisager, c'est-à dire, dans le cas où la rétinite pigmentaire affecte dès le début une marche chronique, se produisant deux, trois ans et plus après l'apparition du chancre, les lésions produites au niveau de la rétine par le processus morbide suivant une marche faiblement progressive, le traitement mercuriel par la voie stomacale, trouve ici son cas. Mais dans ces rétinites à marche insidieuse et latente il ne s'agira pas seulement d'arrêter la marche du processus, il faudra encore essayer de réparer les désordres produits : l'iodure dans ce cas fera merveille. Notre malade de l'observation IV en est un exemple. Cette affection, dont l'origine remonte à une vingtaine d'années, qui n'a jamais été traitée, quoique arrivée à un stade assez avancé de son évolution morbide, n'en a pas moins été améliorée d'une façon surprenante après avoir été soumise durant une période de cinq semaines à un traitement de 3 grammes d'iodure par jour.

Cependant, l'iodure, de l'avis de tous les syphiligraphes, doit céder le pas au mercure dans le traitement de la vérole. Son action ne serait que momentanée. Il n'empêcherait pas le retour des lésions qu'il aurait une première fois enrayées. Ce rôle de préventif serait dévolu au mercure. Aussi le mercure doit-il venir en première ligne dans le traitement; c'est par lui que doit débuter la cure et même dans la période tertiaire il ne devrait pas être totalement abandonné.

Ainsi Fournier arrive à l'iodure dans le cours de la troisième année; l'administre par cures intermittentes de quatre à six semaines et à la dose moyenne de 3 grammes par jour. Il prescrit trois ou quatre de ces cures la troisième année et au besoin trois dans la quatrième année, deux dans la cinquième.

Hallopeau modifie la méthode de Fournier, méthode de cures intermittentes, en donnant de l'iodure de potassium pendant tout l'intervalle des cures mercurielles, puis plus tard à la période active du tertiarisme d'une façon continue.

Balzer recommande, vers la fin de la première année, une cure iodurée, puis les années suivantes, il fait précéder chacune des cures mercurielles de deux à quatre semaines de traitement ioduré à 2 grammes par jour, de telle façon qu'à la fin des accidents secondaires, le nombre des cures iodurées sera au moins égal à celui des cures mercurielles.

Mauriac administre l'iodure chaque fois que les manifestations secondaires ne restent pas exclusivement confinées sur la peau et sur les muqueuses.

Cet iodure, de quelle façon peut-on l'administrer ? de trois façons :

En injections hypodermiques par la peau ;

En lavements par la voie rectale ;

En pilules ou en solution par la voie buccale.

Le premier procédé n'est employé que dans les cas rares où le malade ne peut pas avaler et est incapable de rien garder dans le rectum. On reproche à ce procédé et d'être fort douloureux et de produire des escarres. Cependant Bernier et Gilles de la Tourette (Société de biologie, 1889) les auraient essayés avec succès.

Le procédé par la voie rectale s'emploie dans les cas d'intolérance gastrique. Kobner lui devrait de nombreux succès. La dose pour un lavement est de 3 à 4 grammes dissous dans 300 grammes, soit d'eau, soit de lait, avec addition de quelques gouttes de laudanum pour adoucir l'irritabilité du liquide. On injectera après évacuation préalable par un premier lavement des matières contenues dans l'intestin.

Mais le procédé de choix le plus employé et le plus commode est l'administration à l'iodure par la voie stomacale. La forme capsulaire ou pilulaire sera rejetée comme mettant l'iodure pur en contact avec la muqueuse. Pour remédier à cet inconvénient, l'iodure sera employé sous forme de solution. Le véhicule adopté sera soit l'eau, soit un sirop quelconque. Chaque cuillerée de cette solution qui peut renfermer, soit 1, 2 ou 3 grammes, suivant le titre de la solution, sera à son tour diluée dans un demi-verre ou un verre de liquide, le lait de préférence. De plus, l'iodure ne sera autant que possible pas pris à jeun, mais bien, soit au milieu, soit à la fin du repas, afin d'éviter un contact trop intime avec la muqueuse.

La dose à employer varie avec chaque auteur : pour Fournier elle serait de 3 grammes par jour ; pour Mauriac, de 2 grammes pour l'homme, de 1 gramme pour la femme.

L'iodure peut produire au niveau des différentes muqueuses et de la peau certains accidents auxquels on a essayé de remédier de diverses façons.

En résumé, le traitement dans la rétinite pigmentaire acquise peut présenter quelques variantes, selon que l'affection se présente avec des allures suraiguës ou qu'au contraire, elle présente une marche subaiguë presque chronique.

Dans le premier cas, le plus fréquent du reste, l'affection se présente quelques mois après l'éclosion du chancre en pleine période secondaire. A ce moment, la syphilis possède encore toute sa virulence, les lésions peuvent donc augmenter rapidement d'intensité et il est urgent d'employer le mode de traitement le plus rapide, malgré les inconvénients qu'il peut présenter ; de là, l'emploi des frictions, des injections solubles et insolubles, sous-dermiques, musculaires et intra-veineuses; de là, la nécessité de se soumettre simultanément à un régime sévère et de compléter le traitement général par une médication purement locale (pommades, instillations, injections sous-conjonctivales). Le mercure, justement appelé le fer des syphilitiques, doit faire la base de ce traitement tant général que local.

Au contraire, lorsque l'affection se présente longtemps après l'éclosion de l'accident primitif, qu'en vertu même de cette disparition tardive, la rétinite, déterminée par un virus déjà moins toxique, suit une marche plus lente moins rapidement destructive, l'administration du mercure par la voie stomacale constitue le mode de traitement à la fois le plus sûr et le plus inoffensif; dans les cas où l'affection est déjà ancienne, l'iodure sera également à conseiller pour essayer de réparer en partie les désordres causés par le virus.

CHAPITRE VII

PARTIE DOCUMENTAIRE

La partie documentaire de notre travail comprend sept observations : trois d'entre elles nous ont été communiquées par M. le professeur agrégé Rollet et ont déjà paru en résumé dans son *Traité d'ophtalmoscopie*; quatre nous sont entièrement personnelles et ont été recueillies par nous à l'hospice départemental d'Albigny dans le service de M. le Dr Roudet.

Cinq de ces observations ont trait à des rétinites pigmentaires acquises d'origine syphilitique; les deux autres, quoique dues à une autre cause, nous ont paru dignes d'être publiées, et cela pour plusieurs motifs :

La première est due aux suites d'une fièvre palustre; or, les affections de ce genre déterminées par la fièvre palustre sont rares; Antonelli en a publié un cas en mai dernier, le premier qui l'ait été jusqu'ici à notre connaissance, non que l'affection soit peut-être rare, mais parce qu'elle a échappé jusqu'ici à l'attention du médecin chargé de la dépister; ainsi le malade dont nous allons relater l'histoire, n'avait été jamais soumis avant nous à aucun examen ophtalmoscopique;

La seconde est relative à un sujet atteint d'une rétinite pigmentaire congénitale. L'affection était restée très longtemps latente, mais à la suite d'un séjour de plusieurs années dans une usine d'apprêts où le malade était occupé à la préparation des acides, elle se mit subitement à progresser à tel point que tout travail devint impossible.

Ce coup de fouet donné à la rétinite congénitale par une intoxication acquise la rapproche des rétinites pigmentaires acquises et permet d'apprécier le rôle important que jouent les poisons dans l'éclosion de ces affections. C'est un peu en considération de ce fait que nous avons publié cette observation.

Nous avons voulu aussi que par son origine congénitale elle pût nous servir d'élément de comparaison avec les rétinites franchement acquises; de même que l'observation d'origine palustre pourrait nous servir de terme de comparaison avec les rétinites franchement syphilitiques.

D'autres observations que nous ne relatons point ici, mais qui ont été publiées ailleurs par Antonelli, Germaix d'Alger et Hocquard et que l'on pourra parcourir avec fruit, serviront, par antithèse, à faire ressortir le vrai caractère de la rétinite syphilitique.

Observation I

(Due à l'obligeance de M. le professeur agrégé Rollet.)

Rétinite pigmentaire syphilitique acquise. — *Névrite antérieure probable. — Emmétropie. — Pigmentation en forme de croissant, de demi-cercle.*

C... Etienne, quarante-neuf ans, tourneur. — A l'âge de vingt-sept ans, devient porteur d'un chancre induré à l'anus. — Jusque là, notre sujet avait joui d'une excellente santé et d'une vue parfaite. La syphilis ne se manifesta par la suite que par des accidents secondaires discrets qui ne l'inquiétèrent que fort peu. L'unique traitement qu'il suivit consista dans l'absorption d'une potion qui lui fut ordonnée par son médecin et qui paraît avoir été de l'iodure de potassium. Cette médication ne dura d'ailleurs qu'une ou deux semaines.

A une époque que le malade ne peut préciser exactement, mais qui ne paraît pas avoir été postérieure d'un ou deux mois à l'accident syphilitique primitif survinrent des accidents oculaires. C..., constate que sa vue baissait surtout de l'œil gauche; jamais de douleur, l'œil n'était pas hyperemié. Il fut traité à Turin dans une clinique ophtalmique où on l'examina longuement à l'ophtalmoscope; le malade n'obtint que fort peu d'amélioration de ce séjour hospitalier.

C... se présente à l'examen de M. Rollet, qui note les faits suivants : les paupières supérieures et inférieures des deux yeux ont de l'œdème surtout marqué du côté de O. D. ; la conjonctive de O. D. est congestionnée surtout dans l'angle externe ; les globes ne sont pas douloureux; rien d'anormal à la cornée et dans les chambres antérieures; papille immobile dans O. G. réagit bien à l'atropine dans O. D.

Examen ophtalmoscopique O. G. — La papille a la forme d'un ovale à grand axe vertical ; elle est de teinte blanchâtre, très légèrement rosée au centre; ses bords sont un peu flous. Les vaisseaux, artères et veines, sont légèrement anémiés. La dépigmentation épithéliale de la rétine permet de voir les vasa vorticosa du stroma choroïdien. Au niveau de la rétine et surtout à sa périphérie, on aperçoit des dépôts pigmentaires affectant des formes régulières, les uns une forme en croissant à pointes plus ou moins effilées, les autres une forme en cercles complets. Dans ces cercles pigmentaires, une moitié est toujours plus noire et plus épaisse. Ces dépôts de pigment sont plus ou moins confluents et déterminent des dessins variés suivant leur mode de groupement. Une des dispositions les plus fréquentes est la disposition en aréoles donnant l'aspect d'un crible ou d'un rayon de miel dont les cellules seraient circulaires. D'autres fois, la disposition des dépôts pigmentaires affecte la forme de fer-à-cheval ou d'un X (principalement dans la partie nasale du fond de l'œil). Les vaisseaux rétiniens artères et veines passent au-dessous des dépôts pigmentaires.

Examen ophtalmoscopique O. D. — La papille est un peu blanche; les vaisseaux sont anémiés; l'aspect de la choroïde est le même que dans O. G.; les dépôts pigmentaires de la rétine sont très rares.

Acuité visuelle : O. G. = 1/25; O. D. = 1/50.

Champ visuel : O. G. = rétrécissement concentrique; O. D. = rétrécissement nasal.

Réfraction statique O. D. G. = emmétropie.

Troubles dans la **vision des couleurs.**

Traitement : on fait seize piqûres de pilocarpine.

Un mois après, nouvel examen.

L'œdème des paupières, l'hyperémie de la conjonctive ont disparu; les papilles blanchissent; l'acuité s'est sensiblement relevée à droite = 1/40; à gauche, elle reste stationnaire.

Observation II

(Due à l'obligeance de M. Rollet.)

Rétinite pigmentaire syphilitique acquise. — *Fièvre typhoïde antérieure. — Névrite optique antérieure probable. — Emmétropie. — Pigmentation étoilée formant de petits groupes distincts. — Paralysie du moteur oculaire commun.*

D..., blanchisseuse, quarante-huit ans. — La malade a une fièvre typhoïde à dix-sept ans, se marie la même année et de cette union naissent sept enfants, tous bien portants. A l'époque de ses dernières couches, son mari contracte la syphilis ; la malade est contaminée à son tour dans les premiers rapports conjugaux qui suivent le post-partum. L'accident primaire passe inaperçu et ce n'est que l'apparition de plaques muqueuses à la vulve, d'un mal de gorge persistant et d'éruptions papulo-squameuses qui déterminent la malade à se faire examiner.

Elle se présenta à la consultation gratuite de l'antiquaille, dont elle fut par la suite une cliente assidue. On la traita par des frictions mercurielles et de l'iodure de potassium à haute dose. Les accidents secondaires et secondo-tertiaires paraissent avoir eu une intensité très considérable : perte abondante des cheveux et perforation de la voûte palatine qui oblige la malade à porter une pièce prothétique. Dans le cours de ce traitement se manifestèrent les premiers symptômes oculaires. Jusqu'ici la malade avait joui d'une *vue excellente*. Jamais d'héméralopie. La vue baissa très rapidement des deux yeux à la fois dans l'espace de *deux ou trois jours ;* la malade voyait à peine pour se conduire, nous dit-elle. Ses yeux, n'étaient ni rouges, ni douloureux, mais la malade éprouvait des céphalées très intenses et voyait des roues de feu sillonner son champ visuel. Cette affection détermina son entrée à l'hôpital de l'Antiquaille où elle resta deux mois. Elle y subit un traitement mercuriel très énergique, à la suite duquel l'acuité de O. D. redevint bonne, tandis qu'elle resta très affaiblie dans l'œil gauche.

Il y a trois mois environ, la malade s'aperçut de nouveau de troubles oculaires. Son œil droit n'obéissait plus à sa volonté, son œil gauche se déviait ; elle eut des vertiges, des évanouissements, jamais ne ressentit de diplopie. Une semaine après, la paupière supérieure se parésiait à son tour jusqu'à la blépharoptose complète. C'est à cette époque que la malade se présenta à notre consultation.

Actuellement on constate un ptosis de la paupière supérieure de l'œil droit ; la fente palpébrale est très réduite et ne peut s'entr'ouvrir plus largement, malgré les efforts de la malade. Dans la position primaire du regard, on note que la pupille de l'œil paralysé est située un peu en haut et en dehors, la papille a l'œil non paralysé en haut et en dehors, mais dans une position beaucoup plus excentrique : ce qui fait qu'il y a à la fois strabisme horizontal externe et strabisme vertical, les deux pupilles n'étant pas sur le même plan horizontal.

Si l'on explore l'amplitude des mouvements musculaires dans chaque œil en particulier, on constate :

O. D. Paralysie du droit supérieur, du droit inférieur, du droit interne, du grand oblique, d'où absence de mouvements obliques en bas et en dehors ; seuls les mouvements du droit externe et du petit oblique sont possibles ; la pupille peut se déplacer en effet en dehors et légèrement en dehors et en haut. — Très légère exophtalmie antéro-postérieure.

O. G. Tous les mouvements sont normaux.

Les mouvements conjugués sont modifiés du fait que l'œil gauche est amblyope et que la vision binoculaire n'existe pas. Aussi tout se passe comme chez le paralytique oculaire dont on a couvert l'œil sain d'un verre dépoli. L'œil gauche est toujours en déviation secondaire plus grande que la déviation primitive. C'est à cette particularité d'ailleurs que la malade doit le bonheur de n'avoir jamais eu de diplopie. En effet, la tête de la malade étant dans une position verticale, la malade ne peut apercevoir un objet placé à 20 centimètres de son nez. Elle est obligée de suppléer à la paralysie de son droit interne par un mouvement latéral de la tête tout entière : elle ne jouit donc nullement de la vision binoculaire. Si l'on prie le malade de regarder du côté de son droit interne paralysé, la déviation externe de l'œil gauche s'accroît ; ce dernier semble animé de mouvements désordonnés. Si l'on fait regarder en haut, c'est le strabisme vertical qui s'accroît à son tour. Le parallélisme des lignes visuelles n'est obtenu qu'en faisant regarder du côté du droit externe de l'œil droit non paralysé et dans cette seule direction, encore reste-t-il un peu de strabisme vertical, la papille gauche étant un peu plus élevée que la papille droite. — Phénomène de la fausse projection très marqué, même sans boucher l'œil gauche amaurotique. Ce qui expliquerait les vertiges qu'a présentés la malade au début de sa paralysie et qui seraient des vertiges monoculaires sans diplopie.

Examen de l'œil gauche. — Rien d'anormal extérieurement. — La papille réagit à la lumière et à l'accommodation. — *A l'éclairage au miroir ophtalmoscopique* on constate une cataracte polaire postérieure punctiforme qui est animée de mouvements très nets de bascule quand on fait regarder l'œil en haut et en bas. A son niveau, l'image de Purkinge due à la réflexion de la cristalloïde postérieure n'est pas altérée. Pas de trouble du corps vitré. — *A l'examen ophtalmoscopique*, papille à bords un peu flous d'une blancheur atrophique ne permettant plus de distinguer les différentes zones papillaires. Les *vaisseaux* sont filiformes; plus de double contour; l'intégrité plus ou moins grande de coloration rouge des vaisseaux permet seule de distinguer les veines des artères. Ces dernières se perdent rapidement à quelques diamètres papillaires du pourtour de la papille; les veines persistent un peu plus loin. Plus de petites veinules ou artérioles si fréquentes du côté pariétal de la papille. — *Choroïde* d'un rouge assez uniforme, sauf dans le secteur inférieur où elle présente de la dépigmentation. On aperçoit très nettement les vaisseaux choroïdiens se détachant en rouge sombre sur un fond clair. — Dépôts pigmentaires nombreux à la périphérie dans le champ ophtalmoscopique et dont le volume augmente en allant du pôle postérieur à l'équateur de l'œil. D'abord punctiforme, ils deviennent étoilés, lambdoïdes. Leurs branches augmentent en nombre et en longueur. Elles se ramifient dans tous les plans et dans tous les sens comme les ostéoblastes ou les cellules fixes du tissu conjonctif. Les amas pigmentaires, qui au début figuraient un vol lointain d'hirondelles ressemblent dans les parties périphériques à une sorte de toile d'araignée.

Acuité visuelle = 1/6.

Champ visuel. — Rétrécissement très marqué (fig. 1); l'acuité centrale est seule conservée. Aussi, la malade ne voit-elle qu'une partie très faible des objets qu'elle fixe. Elle ne peut voir de l'œil gauche à la fois le sommet et la base de la tour métallique. L'œil droit étant fermé quand on lui fait fixer un objet, le bout du doigt, par exemple, elle imprime à son œil des mouvements dans toutes les directions, suppléant ainsi, par sa musculature extrinsèque, à l'abolition de sa vision périphérique. Quand elle a trouvé l'objet de la fixation, elle le perd très facilement, pour peu que ce dernier se déplace, et elle est obligée de se livrer à de nouvelles recherches pour le retrouver.

Réfraction statique.— Emmétropie (image droite).

Examen de l'œil droit. — Rien d'anormal extérieurement.

La pupille est moyennement dilatée ; elle ne réagit ni à la lumière, ni à l'accommodation. Pas de trouble des milieux à l'examen au miroir.

A l'examen ophtalmoscopique papille un peu blanche ; mais on distingue nettement le double contour des artères. Excavation physiologique centrale.

Dépôts pigmentaires moins nombreux que dans l'œil gauche. Du côté temporal, on voit nettement ces dépôts s'organiser sur le bord des vaisseaux, se grouper de façon à le border de deux traits pigmentaires, dans quelques endroits même à se substituer à lui par des amas linéaires. Plus loin, le vaisseau réapparait à nouveau. Dans le secteur inférieur de pigmentation rétinienne et choroïdienne, vasa vorticosa se détachant en rouge sombre sur un fond rouge clair. Les vaisseaux rétiniens qui irriguent cette portion sont visibles très loin, jusqu'à la périphérie du champ ophtalmoscopique.

Acuité visuelle = 1/8.

Champ visuel concentriquement rétréci (fig. 1).

Réfraction statique. — Emmétropie (mesurée à l'image droite).

Réfraction dynamique. — Paralysie de l'accommodation. La malade ne peut voir la pointe effilée d'une épingle à 20 centimètres et un verre négatif — 0,50 trouble la vue au loin.

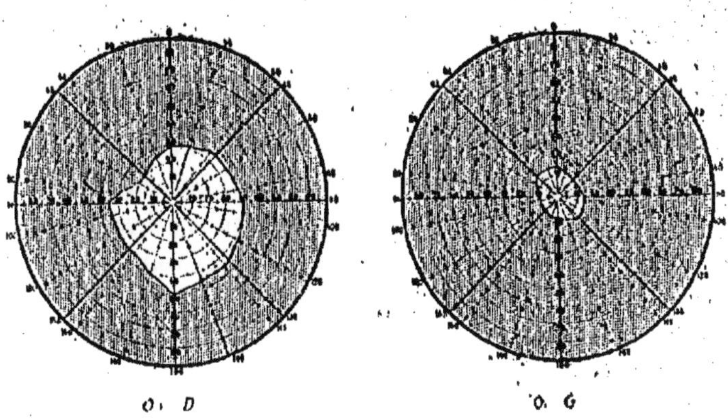

Fig. 1

Observation III

(due à l'obligeance de M. le professeur agrégé Rollet.)

Rétinite pigmentaire syphilitique acquise. — *Fièvre palustre, variole, alcoolisme antérieur. — Pigmentation en pointillé, massée par petits groupes en forme de bouquets. — Emmétropie. — Cataracte polaire antérieure O. D. G.*

B..., hospice du Perron, soixante-cinq ans. Aucun antécédent héréditaire. A quinze ans, fièvre palustre. A vingt-trois ans, variole. Excès alcooliques en Algérie, à trente ans.

En 1880, éruption syphilitique tégumentaire; à ce moment, la vue a baissé.

En 1885, le malade reconnaît difficilement les objets ; il peut se conduire par un temps clair, mais il s'égare quand il y a des brouillards ; il reconnaît le rouge et le noir, voit en blanc les autres couleurs.

En 1897, on note les faits suivants :

1° O. D. — Rien extérieurement. La pupille, moyennement dilatée, ne réagit ni à la lumière, ni à l'accommodation. Cataracte polaire antérieure avec troubles nuageux autour du noyau. La périphérie seule du cristallin est transparente ; c'est en utilisant cette partie transparente que l'on peut entrevoir le fonds de l'œil. Corps flottants dans le vitré. Papille ronde blanc grisâtre atrophique ; perte complète de la transparence du tissu papillaire. Vaisseaux à calibre très filiforme ; pas de double contour ; les veines se distinguent des artères par leur couleur rouge ; les artères se dessinent aussi par un filet rose d'une extrême ténuité ; il est impossible de les suivre au delà du bord de la papille ; les veines se dirigent un peu plus loin ; dépigmentation de la couche épithéliale.

Au niveau de la choroïde, les espaces interfasciculaires du stroma sont très colorés; la région de la macula ne peut être aperçue, à cause de la cataracte. Dépôt de pigment punctiforme disséminés sur tout le fond de l'œil et légèrement plus nombreux vers la périphérie.

Acuité visuelle. — Le malade distingue seulement le jour de la nuit ; voit le soir la lampe de la salle.

Champ visuel impossible à prendre.

Réfraction statique = Emmétropie.

2° O. G. — Rien extérieurement. Pupille ne réagit ni à la lumière, ni à l'accommodation. Cataracte polaire antérieure et masses cristalliniennes corticales opacifiées rendant impossible l'examen du fond.

Acuité visuelle = 0.

Observation IV (personnelle).

Rétinite pigmentaire syphilitique acquise. — *Fièvre typhoïde antérieure. — Héméralopie très accentuée. — Rétrécissement concentrique très prononcé du champ visuel. — Cécité complète pour les couleurs. — Pigmentation en forme de cercle de grappe et de corymbe. — Amélioration de ces divers symptômes par le traitement tonique et ioduré.*

Histoire du malade. — M..., quarante-sept ans, exerçant la profession de menuisier.

Père mort à soixante-cinq ans des suites de l'alcoolisme ; mère morte à soixante-quatre ans d'hémorragie cérébrale, provoquée peut-être aussi par l'alcool. Tous deux jouissaient d'une bonne vue. Deux frères, dont l'un doué d'une bonne acuité visuelle, mourut à dix ans d'une péritonite tuberculeuse, et l'autre, myope depuis son enfance, mourut à vingt-huit ans, des suites des souffrances physiques endurées en 1870. Une sœur morte à vingt-sept ans d'un cancer utérin, n'eut jamais à se plaindre de la vue.

De ces enfants d'alcoolique, M... est le seul survivant. Rien à signaler dans ses antécédents personnels avant l'âge de vingt-quatre ans : se trouvant alors au régiment, il y contracte la *fièvre typhoïde*. A peu près vers la même époque, il dut être porteur d'un chancre, dont il n'a aucune souvenance car, deux ou trois ans après il présenta sur la région externe du bras et sur la poitrine, une éruption que les médecins de l'Hôtel-Dieu qualifièrent de syphilitique et pour laquelle on l'envoya à l'Antiquaille. Vers le même moment, M... devint porteur d'un ulcère situé sur la moitié antéro-inférieure de la jambe gauche. Le traitement de cet ulcère nécessita de sa part plusieurs séjours répétés à l'Antiquaille, tantôt dans le service de M. Aubert, tantôt dans le service de M. Gailleton. Partout on le traita par l'iodure de fer à l'intérieur.

A dater du moment où parurent ces syphilides, le malade commença à ne plus voir le soir, bien que, jusque-là sa vue eût été *excellente*, le jour comme la nuit. Depuis cette époque également, M... est sujet à de fréquentes céphalées, surtout intenses la nuit.

A l'âge de quarante ans, son héméralopie progressant et son champ visuel commença à se rétrécir sérieusement, il fut dans l'impossibilité de continuer son métier et rentra au dépot. Là, il ne fut soumis à aucun traitement. Aussi, les symptômes furent-ils en s'aggravant.

Actuellement (25 octobre 1808), M... nous apparaît comme un homme d'assez forte corpulence, mais avec le teint blafard que concède l'alcoolisme, habitude qu'il a héritée de son père. Ses artères sont également entachées d'athérome.

Sitôt la chute du jour, il ne voit plus se conduire ; il tâte avec son bâton le sol et les murailles comme un véritable aveugle ; il aperçoit cependant les becs électriques, mais il leur attribue le faible pouvoir éclairant qu'un homme sain attribue à une veilleuse de nuit. Son héméralopie, quoique de date plus récente que celle de G... (obs. VII) (qui, lui, est héméralope depuis son enfance), est cependant plus accentuée : si on les fait pénétrer tous deux dans une pièce mal éclairée, M... est beaucoup plus long à recouvrer sa vision et ne la recouvre que beaucoup plus faiblement; dans une pièce obscure, M... deviendra complètement aveugle, G..., au contraire, conservera un restant d'acuité.

Notre homme emploie ses journées à fabriquer des filets pour la pêche, mais, de son propre aveu, il ne distingue plus aujourd'hui comme il y a sept ans, les mailles de son réseau, et c'est machinalement qu'il tourne et retourne son aiguille, à peu près comme les vieilles tricoteuses de bas finissent par très bien tricoter dans l'obscurité.

Vous rencontre-t-il et veut-il reconnaître la personne qui l'interpelle, il est obligé, pour le faire, d'exécuter avec sa tête une rotation complète autour d'un axe fictif antéro-postérieur, afin de pouvoir embrasser avec son champ visuel rétréci, chaque partie du visage de son interlocuteur et reconstituer ainsi son ensemble.

Examen de la réfraction. — Les deux yeux présentent une emmétropie diagnostiquée à l'image droite.

Examen de l'acuité visuelle et chromatique. —

A. Lecture à 5 mètres (*a* avant correction | O. G. = 1/2 difficilement. O. D. = 1/10.

b après correction avec verre sphér. + 1, les lettres seraient vues un peu plus nettes, mais l'acuité reste la même.

B. Lecture à 25 centimètres : O. D. avant correction déchiffre le caractère de Wecker, que l'emmétrope lit à une distance de 4 mètres ; après correction avec verre sphér. + 2,5, voit les caractères qui se lisent à 1 m.50 ; O. G., avant correction, distingue les lettres, que l'emmétrope lit à 2 mètres ; après correction avec verre sphér. + 2,5, voit les lettres que l'emmétrope distingue à 50 centimètres.

Pour la vision des couleurs, O. D. G. soumis à l'épreuve d'Holmgreen ont donné les résultats suivants :

La première partie de l'épreuve est négative : le vert clair est vu gris foncé, le rose est vu gris clair et le rouge est vu vert.

La deuxième partie de l'épreuve est également négative : à côté du vert, le malade place le rose pâle, le bleu clair, le vert pâle, le café au lait, etc. ; à côté du rose, comme étant de même nuance, le rose clair, le rose vineux, le bleu de ciel, le rose clair ; à côté du rouge, toutes les couleurs foncées, bleu, vert, etc.

Le malade présente même de la perversion des couleurs et voit bleu ce qui est vert, rouge ce qui est bleu, vert ce qui est noir.

Il est donc atteint d'une achromatopsie complète.

Examen du champ visuel et chromatique. — Le champ visuel des deux yeux est excessivement rétréci autour du zéro ; il ne s'élève pas au delà de 5 degrés dans chacun des méridiens et se mesure par conséquent difficilement ; le champ des couleurs l'est encore davantage.

Examen de l'accommodation. — Celle ci se trouve en quelque sorte parésiée ; la pupille reste insensible à la lumière dans les deux yeux ; au contraire, lorsqu'elle fixe un point déterminé, elle réagit, mais mollement ; c'est ce que nous confirme, du reste, l'épreuve de Purkinje : des trois images que nous donne le reflet d'une lampe placée dans des conditions déterminées, la première reste invariable dans sa forme et sa position, la seconde reflétée par la cristalloïde antérieure semble, dans la vision rapprochée, se rapprocher un peu de la première et diminuer d'étendue, mais tout cela d'une façon très lente ; la troisième reflétée par la cristalloïde supérieure ne subit presque aucune modification dans la vision rapprochée.

Par suite de cette parésie, le malade ne peut, à la distance de 10 centimètres, distinguer le trou d'épingle situé au centre d'un verre opaque, et comme, d'autre part, son champ visuel est excessivement rétréci, le trou rapproché de son œil ne peut arriver à con corder avec l'espace limité de ce champ.

Examen de l'œil droit. — A. Examen à l'éclairage oblique.

Rien au niveau de la conjonctive, de la sclérotique, de la cornée ; chambre antérieure de dimension normale et transparente ; l'iris ne réagit pas à la lumière, mais réagit à l'accommodation quoique très faiblement et très lentement ; sa teinte est normale.

B. Examen à l'image renversée et à l'image droite.

Le *vitré* à l'image renversée est très transparent, mais à l'image droite il présente un trouble léger bien moins intense que le trouble poussiéreux de la chorio-rétinite ;

La *papille* est nettement sphérique ; l'aspect rosé normal a complètement disparu ; anneau sclérotical tranchant par sa couleur blanc bleuâtre sur la blancheur de la papille et d'une façon plus accentuée du côté temporal que du côté nasal ; très léger flou des contours plus accentué dans la région nasale ; tout à fait au centre, une petite zone blanchâtre indice d'une excavation physiologique ; en résumé, en allant de la périphérie au centre, la papille présente trois zones, chacune d'un blanc différent : blanc bleuâtre à la périphérie, *blanc sale* dans la zone moyenne, blanc de neige au centre.

Les *artères* ont en partie disparu ; celles qui restent sont bordées d'un fin liséré blanchâtre ; les veines ne présentent pas de double contour et sont d'une teinte rose pâle ; les veines maculaires directes sont encore visibles, mais se trouvent réduites à un filet sanguin d'une minceur extrême.

Au niveau de la macula, on aperçoit un bord surélevé entourant la fovea à la façon d'une couronne aux bords déchiquetés. Cette couronne d'une teinte blanc terne légèrement pigmenté de noir se distingue nettement du fond environnant. Outre la papille et la macula, on trouve une surélevure de teinte semblable, un peu jaunâtre, mais en forme de placard, de carte géographique.

La *pigmentation* ne respecte guère que la région maculaire ; dans tout le reste du champ visuel, elle se dispose par petits groupes d'éléments dont la forme est des plus variées ; dans la région péripapillaire, les groupes sont très clairsemés et peu étendus ; vers la région équatoriale, ils sont au contraire plus larges et plus compacts ; dans la région péri-papillaire, ils affectent de préférence la forme en pointillé, en segment de cercle ; dans la région équatoriale, ils représentent des fragments de ruches d'abeille, on trouve même dans le segment inféro-interne un amas de pigment ayant la forme d'une grappe de raisin.

La teinte du *fond de l'œil* diffère notablement suivant le côté qu'on examine : du côté temporal, elle est d'un rouge uniforme un peu pâle au niveau de la macula ; du côté nasal, la teinte change et devient marbrée, les gros vaisseaux choroïdiens apparaissent très nettement teintés en rose pâle sur un fond incolore ; dans l'intervalle de ces vaisseaux et en certains endroits apparaissent très nettement quelques débris du fin treillis de la chorio-capillaire que fait ressortir la pâleur du stroma.

Examen de l'œil gauche. — A l'éclairage oblique, mêmes troubles physiologiques de l'iris qu'à droite.

A l'image renversée et à l'image droite :

Le *vitré* présente la même particularité qu'à gauche.

La *papille* est un peu moins décolorée, sur son bord nasal cadre pigmentaire partiel ; au niveau de la macula, l'exsudat que l'on trouve à droite n'entoure ici que partiellement celle-ci et ne présente que la forme de trois tronçons de couronnes.

Les *vaisseaux* de la région nasale seraient moins aminois que ceux de la région temporale.

La *pigmentation* est très disséminée, mais elle est surtout abondante vers la région équatoriale ; elle s'en va ensuite en mourant vers la périphérie ; les dessins représentés par le pigment sont soit des cercles, soit des segments de cercles. Parfois ces cercles ou segments de cercles sont isolés les uns des autres, d'autres fois, ils se groupent ensemble et prennent la forme de véritables corymbes.

Le *fond de l'œil* présente dans la région externe une teinte rose pâle ; du côté nasal, les vaisseaux choroïdiens seraient beaucoup moins apparents que dans l'œil droit.

Traitement. — Le malade est soumis pendant un mois au

traitement ioduré à raison de 2 grammes par jour ; il prend, en outre, six gouttes de strychnine par jour.

Vers le milieu du mois d'octobre, après un mois de ce traitement, nous pouvons constater chez notre malade les améliorations suivantes :

a) Examen de l'acuité visuelle et chromatique.

A. Lecture à 5 mètres : { O. G. = 2/3 facilement.
O. D. = 1/2.

Un verre sphérique + 1, placé devant les yeux, loin d'améliorer la vision l'abaisserait au contraire.

B. Lecture à 25 centimètres : O. D. avant correction déchiffre les lettres que l'emmétrope lit à 2 mètres ; après correction avec verres sphér. + 2,50 voit les lettres lues normalement à 50 centimètres : — O. G. distingue avant correction les lettres que l'emmétrope lit à 50 centimètres ; avec sphér. + 2,5 déchiffre presque les petits caractères que l'emmétrope déchiffre à 25 centimètres, et voit plus distinctement et sans fatigue les caractères plus gros.

L'acuité chromatique reste la même ; l'amélioration constatée est peu de chose.

b) Examen du champ visuel.

Le champ visuel, pour le blanc, s'est sensiblement élargi (fig. 2).

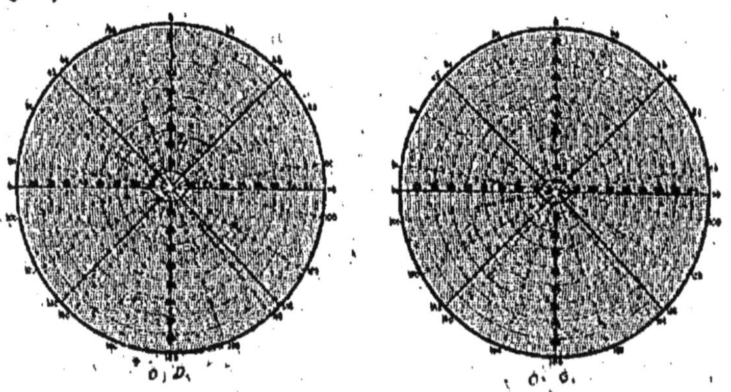

Fig. 2.

c) Examen de la vision nocturne.

L'amélioration de la vision nocturne est en rapport avec celle de l'acuité et du champ visuel; le malade voit le soir les becs électriques sous une intensité lumineuse plus grande qu'autrefois; si on l'introduit en plein jour dans une pièce obscure et qu'on lui offre un objet quelconque, un verre par exemple, il voit ce verre et le prend en tâtonnant fort peu, ce qui lui avait été jusqu'ici impossible. Enfin, il reconnait mieux les personnes qu'il rencontre à la chute du crépuscule.

d) Examen de l'accommodation :

La pupille commence à réagir sous l'effet de la lumière, ce qu'elle ne faisait point; de plus, pour la vision de près, elle se contracte davantage et plus rapidement; enfin, la seconde image de Purkinje reflétée par la cristalloïde antérieure se rapproch davantage de la première et devient moindre lorsque l'œil fixe un objet rapproché.

e) Examen ophtalmoscopique à l'œil.

Le pigment semble s'être uniformément résorbé, la grappe qui se trouvait au niveau du segment inféro-externe n'est plus reconnaissable; elle se trouve scindée en plusieurs tronçons, plusieurs amas de forme sphérique se sont éclaircis au centre, enfin quelques pigments en pointillé ont complètement disparu.

Le fond de l'œil a pris une teinte plus colorée, les gros vaisseaux choroïdiens sont devenus plus foncés et l'espace qui les sépare moins pâle.

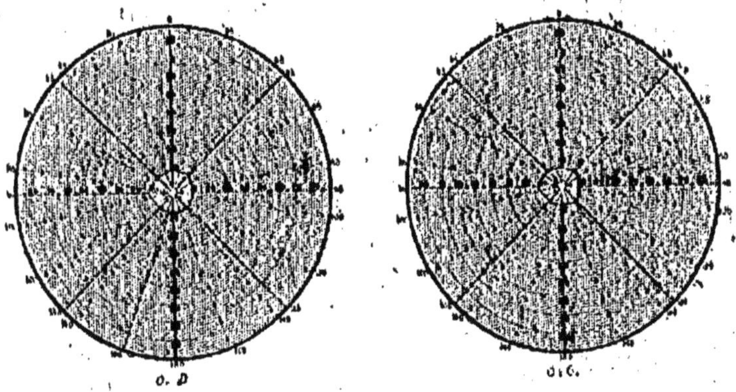

Fig. 3.

15 décembre. — Le malade suit toujours le même traitement. Examiné de nouveau, il nous présente une acuité visuelle binoculaire = 2/3.

Son champ visuel pour le blanc s'est encore élargi (fig. 3).

Les pupilles réagissent de mieux en mieux ; l'accommodation s'améliore de plus en plus.

OBSERVATION V (personnelle).

Rétinite pigmentaire syphilitique acquise. — *Syphilis contractée à l'âge de 2 ans. — A dix-huit ans, irido-kératite parenchymateuse. — A vingt-cinq ans, début probable de la rétinite. — Dépôts pigmentaires en forme de cercle et d'étoile.*

B..., soixante-dix ans, tisseur. Son père, mort à soixante-dix ans, jouissait d'une vue excellente. Sa mère meurt à trente-six ans des suites de la syphilis contractée dans les circonstances suivantes : Après avoir sevré son propre enfant, elle s'était mise à nourrir un enfant syphilitique par qui elle aurait été contaminée. Bien que sevré, B... aurait encore, de temps en temps, tété le sein de sa mère et de la sorte aurait lui aussi contracté la vérole. Sérieusement atteinte, la mère serait rentrée, ainsi que son enfant à l'hôpital de Grenoble, où tous deux auraient été soumis à un traitement spécifique ; la mère était, paraît-il, couverte de plaques ulcéreuses.

Trois frères et une sœur du malade, tous quatre plus âgés que lui, possédaient une vue normale. Marié à trente-cinq ans, B... a eu de son mariage deux enfants, dont l'aîné est âgé aujourd'hui de trente-cinq ans. Aucun d'eux ne s'est jamais plaint de sa vision, mais notre homme nous apprend qu'il est divorcé et que sa femme n'a jamais cessé de le tromper durant tout le temps qu'a duré leur vie commune. Il se pourrait donc qu'il n'ait pris aucune part à la conception des deux enfants dont la loi lui a octroyé la paternité.

Entre l'âge de cinq à dix ans, B... aurait souffert fréquemment de douleurs térébrantes dans les jambes, douleurs surtout intenses pendant la nuit et qui auraient disparu sans traitement.

La vue a commencé à baisser chez lui à l'âge de dix-huit ans, d'une façon tout à fait insensible, à la suite d'une affection oculaire qui, d'après la description qu'il nous en a donnée et d'après les traces qu'elle a laissées semble avoir été une irido-kératite parenchymateuse.

A vingt-cinq ans, le malade s'aperçoit que, sitôt la nuit venue, il commence à ne plus distinguer les objets; depuis lors, l'héméralopie fut en progressant de plus en plus.

Vers l'âge de cinquante-cinq ans, la vue de l'œil droit commença à devenir complètement nulle. Il y a quatre ans, B... prétend avoir souffert d'un sciatique gauche.

Actuellement (octobre 1898), le malade est atteint d'une héméralopie assez prononcée, d'un degré moindre toutefois que celle du malade de l'observation IV, ainsi qu'il résulte d'un examen comparatif.

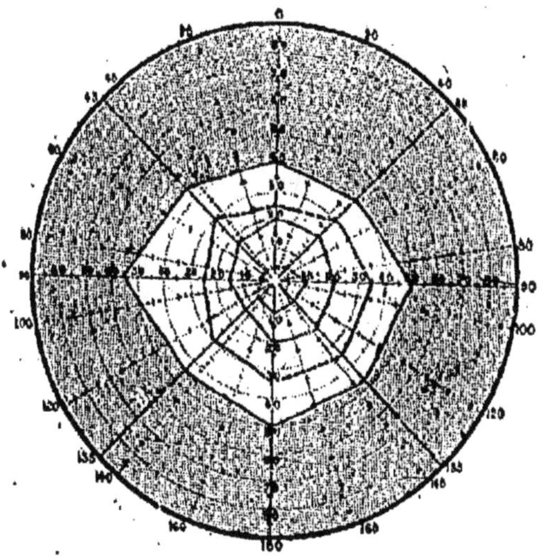

FIG. 4.

—— blanc ····· bleu — — — — — rouge —·····—····—··· vert

Son **champ visuel** est nul à droite, où la vue a disparu depuis près de quinze ans; à gauche, il est rétréci concentriquement (fig. 4).

Soumis à l'épreuve d'Holmgreen, le malade reconnait parfaitement et sans hésitation toutes ses couleurs; mais la mesure de leur champ dénote un trouble, l'inversion des cercles (fig. IV).

L'examen, soit à l'éclairage oblique, soit à l'ophtalmoscope de **l'œil droit** nous donne les résultats suivants :

Sur la *cornée,* voilant une partie du croissant inférieur de la pupille, on trouve un leucome, reste d'une kératite antérieure et probablement d'une kératite parenchymateuse.

Au niveau de *l'iris*, on note tout d'abord de larges exsudats qui soudent ce dernier à la cristalloïde antérieure et empêchent tout mouvement de la pupille; de plus, une large bande horizontale et de nature probablement exsudatrice, divise l'orifice pupillaire en deux segments de cercle, l'un supérieur, l'autre inférieur. Grâce à une instillation très prolongée d'atropine, il nous a été permis de dilater légèrement la pupille, mais excessivement peu, juste assez pour pouvoir examiner à travers l'un de ces deux orifices le fond de l'œil, et cet examen nous a donné les renseignements suivants :

La *papille* est de forme sphérique, de teinte blanc sale, à bords légèrement flous; les vaisseaux sont minces, effilés, sans double contour; la dépigmentation de la couche épithéliale permet de voir le *stroma choroïdien* nettement dessiné; les interstices des gros vaisseaux offrent une teinte fort pâle qui témoigne de la dépigmentation diffuse de la choroïde; çà et là, dans les endroits qu'il nous a été permis d'apercevoir, nous avons trouvé des *dépôts de pigment*, soit de forme circulaire, soit de forme étoilée; il nous a été impossible de voir la macula.

En un mot, soit que l'orifice permettant aux rayons lumineux de pénétrer dans l'œil fût très étroit, soit que le malade se prêtât mal à l'examen, ce dernier a été tout juste suffisant pour nous permettre de poser le diagnostic de rétinite pigmentaire sans pouvoir entrer plus avant dans les détails.

Sur l'**œil gauche**, l'examen à l'éclairage oblique nous a permis également de remarquer : sur la cornée, un leucome moins central que celui de l'œil droit; au niveau de l'iris, des adhérences avec la cristalloïde antérieure, mais point de bande transverse; le malade s'est absolument refusé à se laisser examiner à l'ophtalmoscope.

Nous avons voulu soumettre le malade à un traitement ioduré et par la strychnine, mais il l'a suivi deux ou trois jours, puis finalement l'a suspendu.

OBSERVATION VI (personnelle).

Rétinite pigmentaire acquise d'origine palustre. — *Iritis antérieure. — Héméralopie. — Pigmentation à forme étoilée. — Hyperopie O. D. G. — Paralysie de l'accommodation.*

G... Jean-Baptiste, cinquante-trois ans, fontainier. Père mort à quarante-huit ans, des suites d'un traumatisme; mère morte à cinquante-neuf ans, de misère physiologique. Tous deux étaient de constitution robuste et jouissaient d'une vue excellente. Un frère et une sœur, plus âgés que lui, sont également en bonne santé et jouissent d'une bonne vue.

G... prétend avoir eu, vers l'âge de cinq ans, des convulsions dont il ne peut donner la description exacte, mais à la suite desquelles son œil droit se dévia en dedans.

A vingt et un ans, il fit ses sept ans de service militaire, et, malgré de nombreuses fatigues, n'eut jamais à se plaindre de la vue. Libéré, il se mit à exercer le métier de fontainier, métier qui l'obligeait à avoir souvent les pieds exposés au froid et à l'humidité, et à travailler parfois à l'aide d'un éclairage artificiel. A l'âge de trente-cinq ans, il se trouvait dans la Camargue, occupé à la construction du canal Saint-Louis, lorsqu'il fut pris d'accès de fièvre palustre. Dès le début de ces accès, notre malade fut atteint d'une affection binoculaire qui semble avoir été un iritis double. Ses yeux, dit-il, étaient devenus rouges, congestionnés tout autour de la cornée; de plus, il éprouvait, dans la région sus-orbitaire, des douleurs qui doublaient d'intensité pendant la nuit; la vision s'était subitement abaissée et ne permettait même plus au malade de se conduire. Cet état dura ainsi une vingtaine de jours, puis tous lez symptômes s'amendèrent, il ne resta qu'une certaine faiblesse de la vision, qui fut en progressant, surtout à gauche. En même temps que sa vue déclinait, son œil gauche se déviait en dedans et en haut, tandis qu'au contraire son œil droit, jusque là dévié, reprenait sa position normale.

Depuis tantôt huit ans, c'est-à-dire depuis l'âge de quarante-cinq ans, le malade s'aperçut que, sitôt la chute du crépuscule, sa vue diminuait : depuis quatre ans, la vision nocturne est même complètement nulle; même en pénétrant dans un appartement un peu sombre, il perd la faculté de se conduire. Au grand jour, il conserve encore cette faculté puisqu'il occupe, au dépôt, l'emploi de jardinier, et qu'il s'acquitte de sa tâche sans difficulté aucune.

Examen de la réfraction. — Les deux yeux présentent à l'image droite une hyperopie de + 2 dioptries.

Examen de l'acuité visuelle et chromatique. —
A. Lecture *à 5 mètres :*

Avant correction	O. D. = 1/3 difficilement. O. G. = 1/100.
Après correction	O. D. avec un verre + 1,5 = 1/2 difficilement. O. G. avec un verre + 3 = 1/50.

B. De près, *à 30 centimètres* et avant correction, voit difficilement les épreuves de Wecker et Masselon, que l'emmétrope doit voir à la distance de 5 mètres; avec les verres sphériques + 4 il voit à la même distance les caractères que l'emmétrope voit à $1^{m}50$.

Les deux yeux soumis pour la vision des couleurs, d'abord séparément, puis tous deux ensemble à l'épreuve d'Holmgreen, ont donné des résultats identiques dans les deux cas :

Pour la première épreuve, qui consiste à présenter au malade d'abord un écheveau *vert clair*, ensuite un écheveau *rose*, et à le lui faire reconnaître, l'épreuve a été positive pour le vert et négative pour le rose, qu'il qualifie de violet.

Pour la deuxième épreuve, les résultats sont analogues : à côté du vert clair, le malade n'a placé que des écheveaux de couleur verte; à côté du rose pourpre, qu'il qualifie de violet, il n'a placé que des laines rose ou violette. Invité à donner la couleur d'un écheveau rouge foncé, écarlate, il l'a fort bien donnée.

Le sujet en question semble donc avoir bien la notion du vert, mais être légèrement aveugle pour le rouge.

Examen du champ visuel et chromatique. — L'examen au moyen du périmètre de Landolt donne les résultats suivants :

O.D. pas de scotome central. — Rétrécissement périphérique nettement concentrique pour le blanc et les couleurs (fig. V).

O.G. pas de scotome central. — Rétrécissement périphérique nettement concentrique pour le blanc; couleurs invisibles à la distance de 90 centimètres (fig. V).

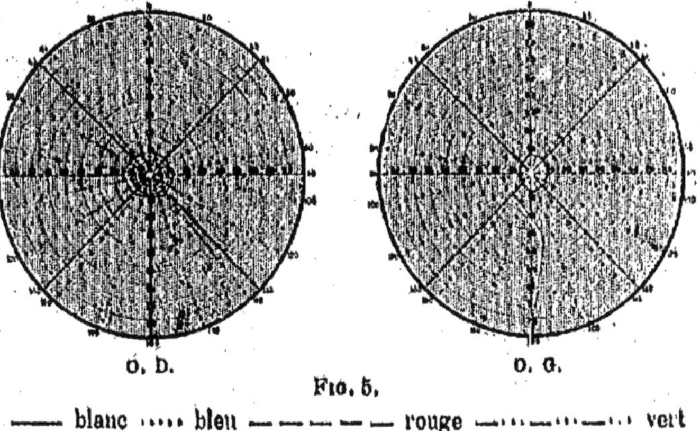

Fig. 5.

—— blanc ····· bleu — — — — — rouge —·····—·····—··· vert

Examen de l'accommodation. — Celle-ci se trouve paralysée pour les deux yeux ; cette paralysie se trouve démontrée de deux façons : d'abord par l'insensibilité à la lumière et à l'accommodation de la pupille, laquelle se trouvant innervée par les mêmes nerfs que le muscle ciliaire, agit synergiquement dans ses mouvements, ensuite grâce aux reflets de Purkinje : en effet, de trois images que reflète une lampe assez intense placée obliquement et au même niveau sur un côté de la cornée, les deux premières n'ont pas changé de dimension que notre malade ait fixé un objet rapproché ou un objet éloigné; quant à la troisième, reflétée d'ordinaire par la cristalloïde postérieure, elle était absente sur les deux yeux de notre malade, par suite sans doute d'une légère opacité de cette membrane et due sans doute à un début de cataracte.

Enfin, une troisième preuve de la paralysie de l'accommodation pourrait nous être donnée par l'essai des verres : le malade est hyperope de + 2 dioptries, sa vue, au loin, se trouve améliorée par un verre sphérique × 1,5, sa vue, de près, à 30 centimètres par un verre sphérique + 4,5; en admettant qu'il ne se soit glissé dans notre examen aucune erreur, G... n'accommoderait que d'une demi-dioptrie, ce qui est peu pour un homme hyperope de 2 dioptries, et âgé de cinquante-trois ans à peine.

Examen de la convergence. — A l'état de repos, O.G. se trouve dévié en dedans et en haut; mais si l'on fait fixer au malade un objet, O. G. corrige sa déviation de façon à converger à l'unisson d'O.D. vers le point fixé; puis, que devant O. G. on place un verre dépoli, et la déviation reparaît.

Nous avons mesuré cette déviation au périmètre de Landolt; nous avons employé le procédé en usage, le procédé par simple réflexion et le procédé par double réflexion : tous deux nous ont donné le même résultat, à savoir une déviation de 25 degrés en dedans et de 15 degrés en haut.

Ce strabisme survenant à l'âge de trente-cinq ans, des suites d'une fièvre palustre, et succédant au strabisme de l'O.D., lequel survenu à l'âge de quatre à cinq ans, des suites de convulsions, commençant à disparaître, n'est point aussi incompréhensible qu'il en a l'air : par suite de la déviation de O.D., O.G. s'était trouvé seul chargé de la vision et par conséquent exposé à un surcroît de travail; survinrent les accès de fièvre palustre; O. G., surmené, fut le plus gravement atteint par l'affection et incapable d'assurer la vision, O. D. prit alors sa place et corrigea sa déviation; O. G. cédant à son tour aux efforts de la convergence, se dévia à son tour.

Cette déviation serait donc le fait non de la toxicité de l'affection, non d'une paralysie, mais de l'état de réfraction de ses yeux.

Examen de l'œil droit. — A. Examen à l'éclairage oblique.

Rien au niveau de la conjonctive, de la sclérotique, de la cornée. Chambre antérieure de dimension normale et transparente. Iris ne réagit ni à la lumière, ni à l'accommodation; il se laisse dilater par la cocaïne; sa teinte est normale. Le cristallin présente un léger épaississement central de sa cristalloïde postérieure, de forme losangique; l'image renversée de Purkinge est absente.

B. Examen à l'image renversée et à l'image droite.

Le *vitré* à l'image renversée paraît parfaitement clair, grâce sans doute à l'intensité des rayons réfléchis par le miroir; mais à l'image droite où les rayons sont moins nombreux et plus faibles, surtout si l'on emploie le miroir plan, on aperçoit un léger trouble qui par sa ténuité même, sa faible intensité, diffère totalement du trouble poussiéreux que l'on observe dans la chorio-rétinite; ce trouble donne à la papille, aux vaisseaux, aux dépôts de pigment, à toute la rétine un aspect légèrement flou qui ne passe point inaperçu.

La *papille*, de forme nettement sphérique, aux bords bien dessinés si l'on regarde à l'image renversée, légèrement flou si l'on emploie l'image droite, a perdu son aspect rosé physiologique, sans présenter la vraie blancheur de l'atrophie optique. Du centre au niveau de l'émergence des vaisseaux on trouve une petite excavation physiologique qui se révèle à l'examen par une zone d'un blanc mat; tout autour une zone intermédiaire la plus étendue de toutes, d'un *blanc sale*; enfin à la périphérie une troisième zone répondant à l'anneau sclérotical et se distinguant nettement de la précédente par un blanc plutôt crayeux, se rapprochant beaucoup de la teinte de l'excavation centrale. En somme la papille se trouve constituée par trois zones concentriques d'un blanc de nuance différente.

La *vascularisation* est très restreinte; les vaisseaux, même à leur origine, sont d'une ténuité extrême; les veines nasales ont disparu; seules les veines temporales subsistent, mais fortement diminuées; du système artériel, il ne reste que l'artère temporale inférieure, laquelle ne s'étend pas au delà de la limite papillaire.

La circulation veineuse n'est souvent pas continue ou tout au moins paraît telle; en suivant une veine depuis son origine, on la voit disparaître sur une partie de son trajet pour reparaître ensuite.

Au niveau de la macula, on ne trouve rien qui fasse soupçonner la présence de la *fovea centralis;* la région présente une teinte uniformément rose, qui se rapproche un peu de la teinte normale; pas de pigment.

La *région péripapillaire* ne présente également pas trace de pigment, mais à la teinte rosée de la région maculaire a fait place l'aspect marbré du stroma choroïdien; on voit nettement le coude que forment les vaisseaux de la choroïde en arrivant au pourtour de la papille.

Mais cette netteté des vaisseaux du stroma n'est nulle part aussi évidente que vers la *région équatoriale.* Si l'on examine en effet à l'image renversée cette région, on aperçoit tout d'abord une pigmentation uniforme simulant une bande de laine tricotée dont les mailles auraient été en divers endroits dévorées par les insectes; cette bande est circulaire, elle s'étend du pourtour de la macula et de la papille qu'elle entoure d'une façon presque circulaire jusqu'à l'ora serrata, mais ses mailles seraient plus serrées au niveau de l'équateur et seraient effrangées sur ses bords libres; elle est continue et ne présente point d'intervalle de rétine saine. De plus, cette bande de pigment ne paraît pas intimement appliquée contre le fond de l'œil, elle semble plutôt suspendue, séparée en quelque sorte de la membrane subjacente par un espace libre. A travers les mailles de ce tissu, on aperçoit le stroma choroïdien assez fortement anémié. Il présente un aspect marbré, mais ne permet cependant pas de distinguer nettement le double contour des gros vaisseaux des espaces intervasculaires et de les suivre dans leur parcours.

A l'image droite, les dessins sont encore moins nets; et même si l'on n'était mis en garde par l'examen précédent, l'on croirait voir volontiers le pigment incorporé dans le stroma choroïdien et celui-ci tellement anémié en certains endroits qu'on le croirait complètement atrophié.

Examen de l'œil gauche. — Les lésions observées à droite se retrouvent à gauche et ne diffèrent que sur certains points.

La papille serait de forme ovalaire, à grand axe vertical plutôt que sphérique.

La pigmentation serait plus abondante que dans l'œil droit, elle empiéterait sur la région maculaire et ne laisserait de libre qu'un petit espace de forme circulaire correspondant à la place occupée par la fovea; tout autour de la papille on aperçoit quelques petits amas de pigments.

La circulation serait un peu moins atrophiée qu'à droite; les vaisseaux nasaux auraient également disparu; mais les artères temporales supérieure et inférieure présenteraient encore de légers vestiges; les veines seraient un peu plus développées comme calibre et comme longueur qu'à droite.

Observation VII (personnelle).

Rétinite pigmentaire congénitale fortement aggravée par une intoxication chronique acquise. — *Héméralopie très accentuée.* — *Rétrécissemen concentrique du champ visuel.* — *Vision des couleur conservée.* — *Vice de réfraction assez prononcée.* — *Acuité visuelle presque normale (trou d'épingle).* — *Pigmentation en forme de vol d'hirondelles.*

Histoire du malade. — G. Pierre, cinquante-deux ans, teinturier. Père mort à soixante-sept ans, avait perdu vers l'âge de soixante ans la vue de OD; puis peu après celle de OG; l'affection n'avait mis que trois ans à évoluer. Mère avait bonne vue.

G... n'a jamais eu de maladie bien sérieuse, si ce n'est une rougeole à l'âge de treize ans. Pour ce qui concerne la vision, il n'a jamais bien vu le soir; n'a jamais vu de loin. Cependant il possédait l'acuité nécessaire pour vaquer à son travail; lorsque, vers l'âge de trente-huit ans, après avoir exercé près de vingt ans le métier de teinturier, la vue se mit à baisser d'une façon très sensible. Il fut même obligé d'abandonner son métier, l'héméralopie ayant surtout fait des progrès.

La nature même de son travail, le maniement continuel des bains d'acides, les vapeurs que dégageaient ceux-ci n'étaient pas sans avoir largement contribué à amener ce résultat.

Aujourd'hui cet homme est absolument incapable, de par son infirmité, de se livrer à aucun travail même au grand jour. Il passe son temps à confectionner des filets de pêche, travail qui ne demande aucune attention, puisqu'il le fait même dans l'obscurité.

A part cela, G... est un homme vigoureux, de forte corpulence, ne présentant aucune lésion organique.

Examen de la réfraction. — A l'image droite, le fond de l'œil O. D. G. n'est visible qu'avec une lentille: — 4 dioptries dans le sens vertical, — 2 dioptries dans le sens horizontal, l'observateur ayant été préalablement rendu emmétrope. On peut donc conclure que les deux yeux possèdent et une myopie de 2 dioptries et un astigmatisme de — 2 dioptries.

Examen de l'acuité visuelle et chromatique. —

A. Lecture à 5 mètres : *a)* avant correction { O. D. = 1/10. O. G. = 1/15.

b) Après correction, peu d'amélioration, mais en faisant regarder le sujet par un trou d'épingle, il arrive, en donnant à ce trou certaines orientations, à posséder une acuité à 2/3 pour O. D. G., ce qui permettrait de supposer que par suite de son astigmatisme son champ visuel n'est pas doté d'une sensibilité uniforme sur toute sa surface.

B. Lecture à 25 centimètres : en raison sans doute du même phénomène, même après correction, le sujet ne peut déchiffrer que les gros caractères.

La vision des couleurs est normale pour les deux yeux.

Examen du champ visuel et chromatique. — Le champ visuel d'O. D. et le champ visuel d'O. G. pour le blanc sont concentriquement rétrécis (fig. VI).

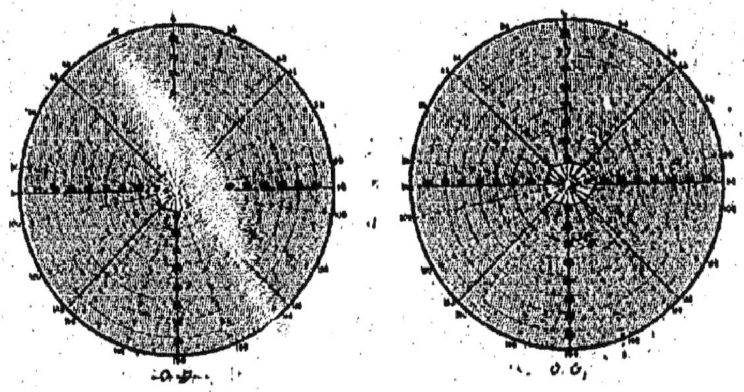

Fig. 6.

A la même distance où l'on opère pour le blanc, les couleurs ne sont pas distinguées.

Examen de l'accommodation. — Quoique paresseuses, les deux papilles réagissent et à la lumière et à l'accommodation.

Examen de l'œil droit. — A. Examen à l'éclairage oblique.

Rien extérieurement, rien au niveau de la chambre antérieure et de l'iris, pas de trouble apparent du cristallin.

B. Examen à l'image renversée et à l'image droite.

Pas de trouble du *vitré*; la *papille* est de forme ovalaire et présente une légère encoche à la partie inférieur de son bord temporal. Sa délimitation est nette, bien tranchée. Tout à fait à la périphérie on trouve un anneau sclérotical de teinte blanc bleuâtre, au centre une légère excavation physiologique se distinguant à peine de la zone environnante, laquelle est d'un *blanc mat*. En résumé, la papille présente une teinte uniformément blanche, les trois zones ci-énoncées ne se distinguant les unes des autres que par une légère différenciation.

Les *vaisseaux* sont fortement atrophiés, les artères ont disparu; les veines sont minces, effilées, ne présentent pas de double contour et s'étendent à deux ou trois diamètres papillaires en dehors de la papille; les veines nasales présentent encore moins d'étendue; les veines maculaires directes sont encore assez nettement dessinées.

Le *pigment* émigré revêt la forme d'un vol d'hirondelles, il respecte le pôle postérieur (macula et papille) et ne commence à se montrer que fort en avant vers l'équateur; il embrasse le fond de l'œil à la façon d'une couronne et d'une couronne fort régulière.

La couche des capillaires de la *choroïde* est détruite; on aperçoit nettement le stroma; les gros vaisseaux ont une teinte rosée, les espaces interstitiels présentent une teinte pâle qui témoigne d'une dépigmentation assez avancée.

De la *rétine*, seule la région maculaire et péri-maculaire semble intacte et encore sur une fort petite étendue; la portion encore saine se termine en mourant avec le reste du fond de l'œil. La dépression au niveau de la fovea est très nette et peut-être plus étendue que dans les cas physiologiques. Elle se trouve entourée d'une auréole brillante non continue, segmentée en plusieurs tronçons.

Examen de l'œil gauche. — A gauche, on rencontre à peu près les mêmes lésions qu'à droite, mais moins avancées.

REPRODUCTION

DES

Principaux fonds d'Yeux

DÉCRITS DANS LES OBSERVATIONS

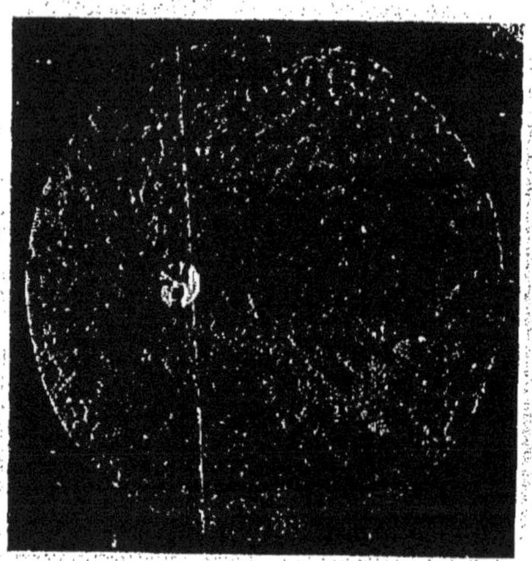

Rétinite pigmentaire syphilitique acquise à forme circinée. (Obs. I, O. G.).

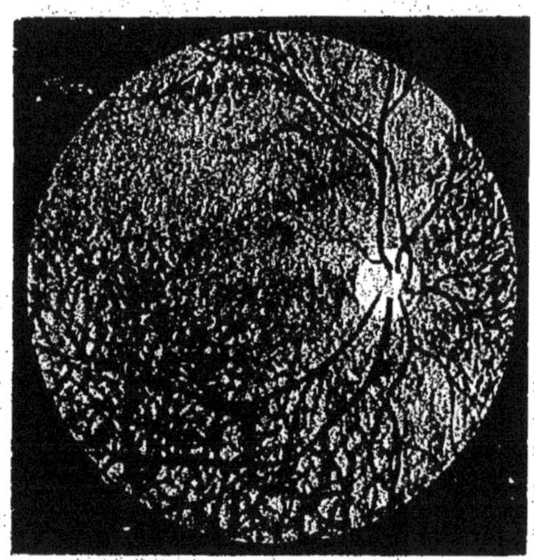

Rétinite pigmentaire syphilitique acquise à forme étoilée. (Obs. II, O. D.).

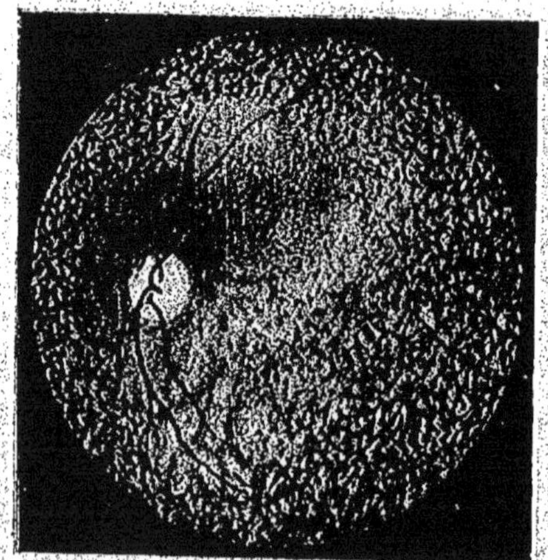

Rétinite pigmentaire syphilitique acquise à forme étoilée. (Obs. II, O. G.).

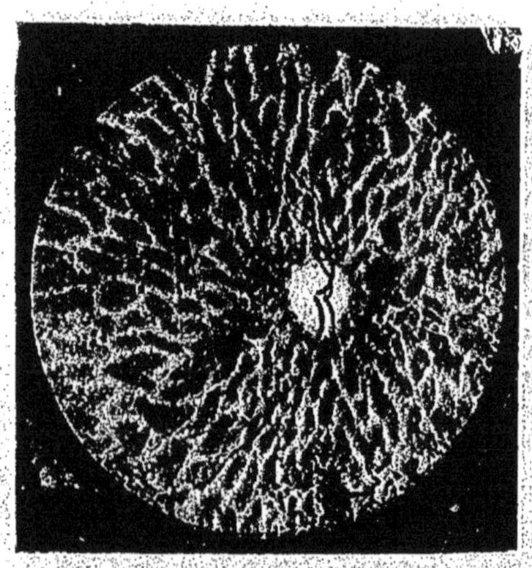

Rétinite pigmentaire syphilitique acquise à forme pointillée. (Obs. III, O. D.).

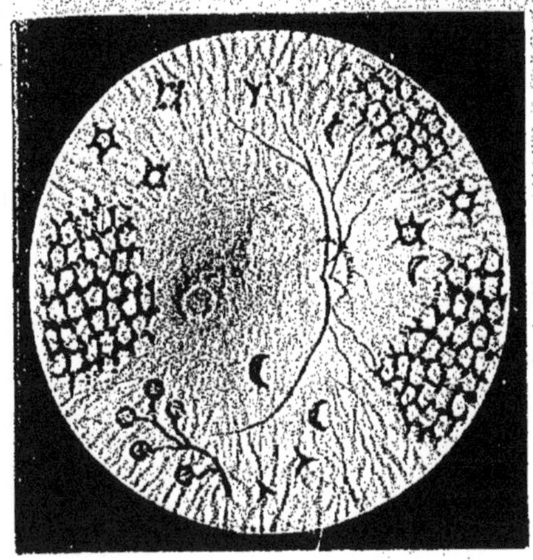

Rétinite pigmentaire syphilitique acquise à forme circinée et en grappe. (Obs. iv, O. D.).

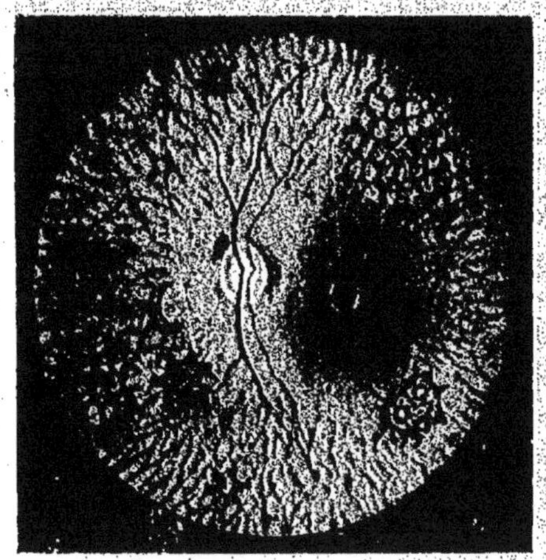

Rétinite pigmentaire syphilitique acquise à forme circinée et en corymbe. (Obs. iv, O. G.).

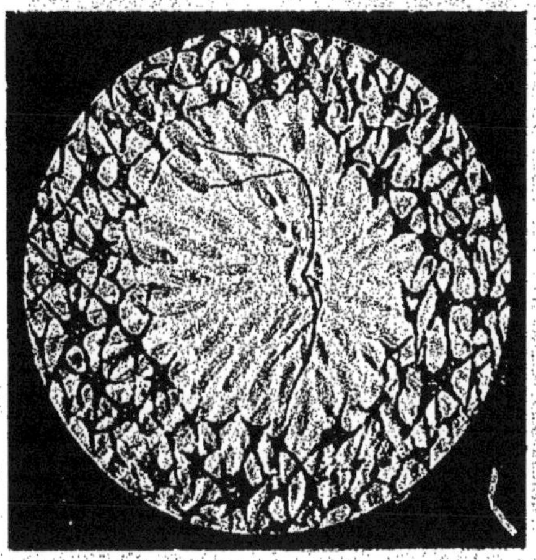

Rétinite pigmentaire acquise d'origine palustre. (Obs. vi, O. D.).

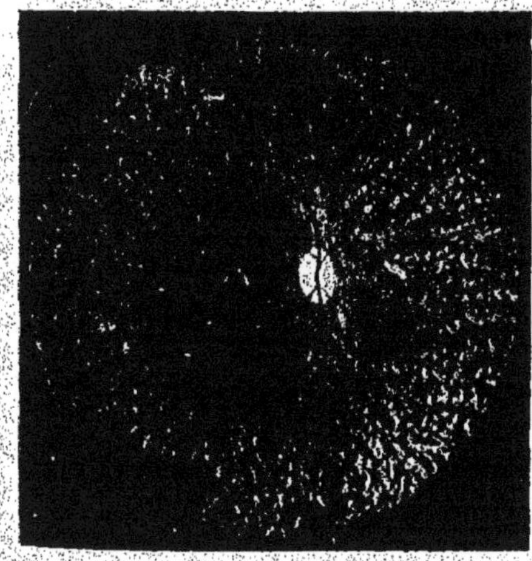

Rétinite pigmentaire congénitale. (Obs. vii, O. D.).

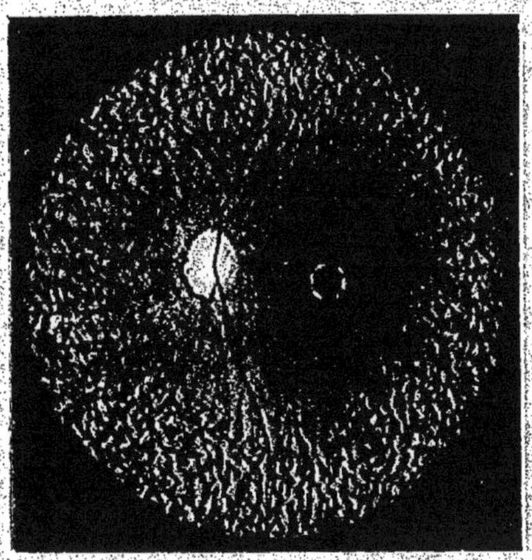

Rétinite pigmentaire congénitale. (Obs. vii, O. G.).

CONCLUSIONS

Pour mener à bien le diagnostic d'une affection syphilitique cutanée, viscérale ou autre, la découverte de telle ou telle lésion de l'œil, réputée d'ordre syphilitique, peut être d'un appoint fort précieux. Elle permet, sinon de toujours dépister la vraie cause du mal, tout au moins de la confirmer. Ainsi, en maintes occasions douteuses, la rétinite pigmentaire syphilitique acquise permettra au clinicien de poser un diagnostic ferme. C'est qu'en effet cette affection se trouve déterminée le plus souvent par le virus syphilitique et s'il existe quelques cas d'origine différente (rétinite pigmentaire due à la variole, à la fièvre palustre), outre que ces cas sont moins fréquents, ils se différencient aisément de la forme syphilitique.

L'histoire des affections pigmentaires du fond de l'œil nous apprend que longtemps la rétinite pigmentaire acquise est restée confondue soit avec la choroïdite, soit avec la chorio-rétinite, soit avec la rétinite pigmentaire congénitale. Le premier, Hocquard, en produit deux cas indiscutables dans sa thèse (1875), mais sans leur attribuer une symptomatologie bien particulière et surtout sans leur reconnaître une étiologie bien précise. La notion étiologique de syphilis acquise avait été émise la première fois par Galezowski, qui avait publié des cas de rétinite pigmentaire syphilitique acquise, mais avec choroïdite concomitante. Il faut donc arriver à notre époque pour voir cesser toute confusion entre la rétinite pigmentaire congénitale et la rétinite pigmentaire acquise d'une part ; entre la rétinite pigmentaire acquise syphilitique et la rétinite pigmentaire acquise due à toute autre cause, d'autre part.

L'étude **étiologique** de la rétinite pigmentaire syphilitique acquise nous démontre que la syphilis ne joue dans cette affection que le rôle de cause déterminante ; d'autres causes lui sont associées qui, dans l'éclosion de la maladie, jouent un rôle accessoire très important. Ces causes sont au nombre de trois : les misères physiologiques de toutes sortes (surmenage, privations, etc.) ; les poisons d'origine animale, végétale ou minérale (hématozoaires de la fièvre palustre, alcool, tabac, toxines microbiennes, vapeurs d'acides et autres composés chimiques) ; le vice de réfraction de l'œil malade ou héméralopie. Cette dernière cause est également un bon élément différentiel dans le diagnostié de la forme acquise d'avec la forme congénitale.

La **symptomatologie** se trouve basée sur deux ordres de signes : des *signes objectifs* visibles à l'ophtalmoscope et des *signes subjectifs*. Les *signes objectifs* permettent d'établir quatre formes différentes de rétinite pigmentaire d'après le mode de configuration du pigment émigré : la forme circinée (Rollet), la forme étoilée, la forme en grappe, la forme en pointillée. Ces quatre formes présentent en outre un caractère commun : dans chacune d'elles, le pigment se masse en petits groupes ressemblant à des gerbes, à des bouquets, etc. Enfin l'ophtalmoscope permet encore de noter le rétrécissement des vaisseaux périphériques de la rétine (rétrécissement, sclérose *par plaques* tout à fait au début de l'affection, qui ne devient diffuse, totale que par la suite), la teinte blanc pâle de la papille, l'atrophie diffuse de la choroïde, la destruction à peu près complète des diverses couches de la rétine, sauf au niveau de la macula, le trouble infiniment léger du vitré. Ces diverses lésions sont communes aux quatre formes de rétinite. Les *signes subjectifs*, héméralopie, rétrécissement du champ visuel, dyschromatopsie présentent certains caractères qui permettent, à première vue, de les attribuer à la rétinite pigmentaire acquise syphilitique et de différencier celle-ci de toutes les affections étrangères à la rétinite pouvant présenter les mêmes symptômes : ainsi l'héméralopie symptomatique de la rétinite se distinguera assez facilement de l'héméralopie essentielle; de même le rétrécissement du champ visuel que l'on rencontre soit dans les atrophies blanche et grise du nerf optique, soit au cours du glaucome, soit dans l'hystérie et la syringomiélie, ne prêtera pas à confusion avec le rétrécissement symptomatique de la rétinite syphilitique acquise. A ces signes objectifs et subjectifs il faut joindre les *diverses affections oculaires* qui peuvent soit compliquer la rétinite pigmentaire (cataracte), soit se développer simultanément sur d'autres parties de l'œil (papillite, paralysie des muscles extrinsèques et intrinsèques, iritis plastique, kératite parenchymateuse) et dont l'étude ne peut qu'éclairer le diagnostic étiologique de l'affection.

Le **diagnostic** met en évidence trois sortes de signes : ceux qui permettent de différencier la rétinite pigmentaire des autres affections du fond de l'œil, choroïdite et chorio-rétinite (forme, localisation du pigment, troubles fonctionnels qu'il occasionne); ceux qui distinguent la forme acquise de la forme congénitale, à savoir : l'état *hyperopique* de l'œil, le début plus brusque de l'affection, sa marche plus rapide, le rétrécissement irrégulièrement concentrique du champ visuel, l'inversion des cercles colorés, la perversion du sens des couleurs; enfin ceux qui permettent de dépister l'origine syphilitique du pigment, c'est-à-dire sa forme circinée, son mode de groupement.

La rétinite pigmentaire syphilitique acquise ne possède pas à son actif d'**autopsie** propre, mais un petit nombre de rétinites pigmentaires acquises non syphilitiques et de rétinites pigmentaires congénitales ont pu être vérifiées. Or, de l'étude anatomo-pathologique de ces deux dernières affections, il est permis de se faire une idée des lésions propres à la première. Si l'on s'appuie, en effet, sur ce double fait : d'une part, qu'une même cause, un poison d'origine soit animale, soit végétale, préside à l'évolution de ces trois affections, d'autre part que l'ophtalmoscope permet dans les trois cas de conclure à la similitude de certaines lésions, il est logique de croire que le microscope, si l'occasion s'était présentée, aurait permis d'observer également une certaine ressemblance dans les lésions que seul il peut révéler, avec cette différence cependant que la toxicité plus grande du virus aurait produit dans la rétinite syphilitique acquise des désordres plus profonds que dans les autres rétinites pigmentaires. De plus, sur l'étendue de ces désordres (sclérose des vaisseaux périphériques de la rétine et atrophie diffuse de la choroïde), il est permis de baser la **pathogénie** de l'affection.

Le **traitement** sera à la fois local et général : *local*, il aura pour but de faire absorber directement par les membranes profondes de l'œil, certains composés mercuriels administrés sous trois formes différentes : sous forme de pommade (phénate d'hydrargyre) ; sous forme d'instillation (même composé); sous forme d'injections sous-conjonctivales. Sous cette dernière forme, en donnant la préférence au bi-iodure de mercure comme l'a fait tout dernièrement Rollet, les résultats seraient surprenants ; *général*, il différera sensiblement selon que l'affection surviendra au début de la période secondaire ou longtemps après : dans le premier cas, la marche étant plus rapide, il s'agira de l'enrayer rapidement et d'une façon sûre, de là l'emploi des méthodes dites d'exception : injections hypodermiques, intra-musculaires, voire même intra-veineuses de mercure à l'état soluble ou insoluble ; dans le second cas, l'affection évoluant plus lentement le traitement mixte par le mercure (administré par la voie stomacale, par les frictions) et par l'iodure de potassium sera le traitement rationnel. Dans les deux cas une hygiène sévère constituera un bon adjuvant pour rendre le traitement spécifique, encore plus efficace.

TABLE

Lyon. — Imp. A. REY, 4, rue Gentil. — 20909.

Lyon. — Imp. PITRAT AINÉ, A. REY Succ., 4, rue Gentil. — 20000

www.ingramcontent.com/pod-product-compliance
Ingram Content Group UK Ltd.
Pitfield, Milton Keynes, MK11 3LW, UK
UKHW020323230726
13925UKWH00002B/599

9 782013 580786